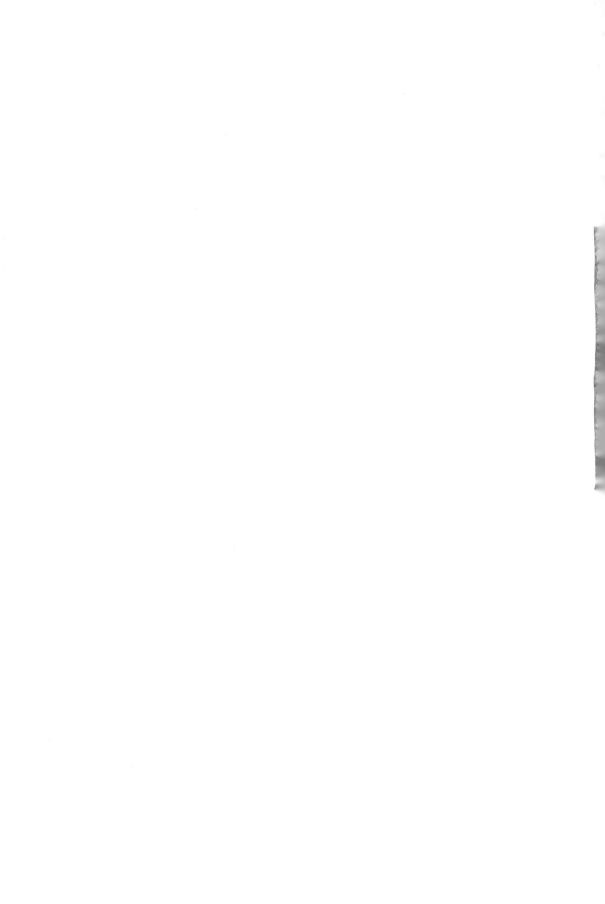

中国医学临床百家

丁小燕 / 著

家族性渗出性玻璃体视网膜病变
丁小燕 2020 观点

科学技术文献出版社
SCIENTIFIC AND TECHNICAL DOCUMENTATION PRESS
·北京·

图书在版编目（CIP）数据

家族性渗出性玻璃体视网膜病变丁小燕2020观点 / 丁小燕著. —北京：科学技术文献出版社，2020.12

ISBN 978-7-5189-7466-5

Ⅰ.①家…　Ⅱ.①丁…　Ⅲ.①玻璃体疾病—视网膜疾病—诊疗　Ⅳ.① R774.1

中国版本图书馆 CIP 数据核字（2020）第 250016 号

家族性渗出性玻璃体视网膜病变丁小燕2020观点

策划编辑：蔡　霞　　责任编辑：蔡　霞　　责任校对：张永霞　　责任出版：张志平

出　版　者	科学技术文献出版社
地　　　址	北京市复兴路15号　　邮编　100038
编　务　部	（010）58882938，58882087（传真）
发　行　部	（010）58882868，58882870（传真）
邮　购　部	（010）58882873
官 方 网 址	www.stdp.com.cn
发　行　者	科学技术文献出版社发行　全国各地新华书店经销
印　刷　者	北京地大彩印有限公司
版　　　次	2020 年 12 月第 1 版　2020 年 12 月第 1 次印刷
开　　　本	710×1000　1/16
字　　　数	119千
印　　　张	11
书　　　号	ISBN 978-7-5189-7466-5
定　　　价	98.00元

《中国医学临床百家》 总序

Preface

韩启德

欧洲文艺复兴后，以维萨利发表《人体构造》为标志，现代医学不断发展，特别是从 19 世纪末开始，随着科学技术成果大量应用于医学，现代医学发展日新月异，发生了根本性的变化。

在过去的一个世纪里，我国现代化进程加快，现代医学也急起直追。但由于启程晚，经济社会发展落后，在相当长的时期里，我国的现代医学远远落后于发达国家。记得 20 世纪 50 年代，我虽然生活在上海这个最发达的城市里，但是母亲做子宫切除术还要到全市最高级的医院才能完成；我患猩红热继发严重风湿性心包炎，只在最严重昏迷时用过一点青霉素。20世纪60—70年代，我从上海第一医学院毕业后到陕西农村基层工作，在很多时候还只能靠"一根针，一把草"治病。但是改革开放仅仅40多年，我国现代医学的发展水平已经接近发达国家。可以说，世界上所有先进的诊疗方法，中国的医师都能做，有的还做得更好。更为可喜的是，近年来我国医学界开始取得越来越多的原创性成果，在某些点上已经处于世界领先地位。中国医师已经不再盲从发达国家的疾病诊疗指南，而能根据我们自己的经验和发现，根据我国自己的实际情况制定临床标准和规范。我们越来越有自己的东西了。

要把我们"自己的东西"扩展开来，要获得越来越多"自己的东西"，就必须加强学术交流。我们一直非常重视与国外的学术交流，第一时间掌握国外学术动向，越来越多地参与国际学术会议，有了"自己的东西"也总是要在国外著名刊物去发表。但与此同时，我们更需要重视国内的学术交流，第一时间把自己的创新成果和可贵的经验传播给国内同行，不仅为加强学术互动，促进学术发展，更为学术成果的推广和应用，推动我国医学事业发展。

我国医学发展很不平衡，经济发达地区与落后地区之间差别巨大，先进医疗技术往往只有在大城市、大医院才能开展。在这种情况下，更需要采取有效方式，把现代医学的最新进展以及我国自己的研究成果和先进经验广泛传播开去。

基于以上考虑，科学技术文献出版社精心策划出版《中国医学临床百家》丛书。每本书涵盖一种或一类疾病，由该疾病领域领军专家撰写，重点介绍学术发展历史和最新研究进展，并提供具体临床实践指导。临床疾病上千种，丛书拟以每年百种以上规模持续出版，高时效性地整体展示我国临床研究和实践的最高水平，不能不说是一个重大和艰难的任务。

我浏览了丛书中已经完稿的几本书，感觉都写得很好，既全面阐述了有关疾病的基本知识及其来龙去脉，又介绍了疾病的最新进展，包括笔者本人及其团队的创新性观点和临床经验，学风严谨，内容深入浅出。相信每一本都保持这样质量的书定会受到医学界的欢迎，成为我国又一项成功的优秀出版工程。

《中国医学临床百家》丛书出版工程的启动，是我国现代医学百年进步的标志，也必将对我国临床医学发展起到积极的推动作用。衷心希望《中国医学临床百家》丛书的出版取得圆满成功！

是为序。

推荐序 1
Preface

　　衷心祝贺丁小燕的力作《家族性渗出性玻璃体视网膜病变丁小燕 2020 观点》一书出版。家族性渗出性玻璃体视网膜病变（FEVR）因为有多种遗传方式，特别是性连锁和显性遗传，因此，一直是一种常见的遗传性视网膜病。

　　该病于婴幼儿时期起病，随着我国早产儿视网膜病变（ROP）和新生儿眼底筛查的普及，与 ROP 眼底改变类似的 FEVR 逐渐暴露，部分 FEVR 病例也因此获得及时治疗。这本书以幽默的文学语言命题，诸如"前世与今生""发现之旅""例海拾贝"等，增加了书籍内容的趣味性和可读性，体现了年轻一代作者的青春活力。本书对疾病做了全面系统地论述，内容涵盖发病机制、致病基因、临床特征、治疗和病例分享等系统内容，每一部分内容的子题目也用了通俗的语言来表达，如"是谁掌管着人类视网膜血管的发育？"这本书展示了新型的文体。书中的图片清晰、分辨率高，并附有较多模式图以协助理解。在此，我向同道推荐这部书，也向 FEVR 的患者家庭成员推荐这本书，相信经过我们的共同努力，降低 FEVR 致盲率的目标是可以实现的。

黎晓新 教授

北京大学人民医院眼科前任主任

厦门大学附属厦门眼科中心总院长

国际眼科科学院院士

中华医学会眼科学分会眼底病学组前任组长

中华医学会眼科学分会前任荣誉主任委员

2020 年 10 月

推荐序 2
Preface

　　欣闻丁小燕教授新作《家族性渗出性玻璃体视网膜病变丁小燕 2020 观点》即将付梓，这是她厚积薄发的成果。从 2003 年攻读博士开始她就致力于 FEVR 的发病机制研究，而她的博士论文研究的正是 *NDP* 基因在 FEVR 中的作用机制。据我所知，近年来在儿童眼底病临床中，她接诊了很多 FEVR 的患者和家庭，积累了丰富的临床经验。这些从临床观察、科研验证、又回到临床实践的探索过程，构成了闭环的知识图谱，经作者精心策划组织，相互促进和印证，都在本书中得到了充分体现。作为导师，看到薪火相传，终有所成，倍感欣慰。

　　随着社会经济的发展和医学技术的进步，遗传性视网膜疾病的发现率和诊断率越来越高，已经替代了早产儿视网膜病变、感染性角膜病变等传统因素，一跃成为儿童致盲的首位原因。FEVR 是最常见的遗传性视网膜疾病，也是我们探索遗传性眼病的一个绝佳入口。与此同时，精准医疗的发展，使得检测技术日趋成熟，成本不断降低，成为临床实践的利器，使很多遗传性眼病特别是 FEVR 的精准诊疗成为可能，也促成了本书的面世。从这个意义上说，这是在正确的方向上，用正确的方法，研究正确的课题，丁小燕教授与时俱进，为广大临床眼科医生提供了研究遗传性眼病的典范，相信会让诸位眼科同道耳目一新。

在本书中，丁小燕教授从全新的视角，用生动的语言和丰茂的图文，向读者全景式地诠释了 FEVR 诊疗的历史、今天和未来。作者不仅全面系统归纳了国内外文献报道，有丰富的理论支撑，同时还结合实际病例进行了详细分析，给出了具有可操作性的临床诊断和治疗流程，解答了读者在临床实践中的很多困惑，使理论与实践相得益彰，可以帮助同行更宏观地理解和分析这一疾病，对于普及和提高 FEVR 的诊疗水平将大有裨益。

掩卷沉思，温故知新，受益良多。

愿此书给世间带来更多光明，是为序。

唐仕波

爱尔眼科医院集团总院长

中南大学爱尔眼科学院院长

爱尔眼科研究所所长

2020 年 10 月 15 日

作者简介
Author introduction

丁小燕，主任医师，博士研究生导师，中山大学中山眼科中心小儿眼病综合科主任。2006年，获中山大学眼科学博士学位；2007-2008年，获得美国国立眼科研究所博士后；2008至今，在中山大学中山眼科中心工作。

目前担任中国医师协会眼科学分会青年委员会副主任委员，同时也是中国女医师协会眼科学分会青年委员会副主任委员、中国医师协会儿童眼健康分会副主任委员、广东省妇幼保健协会儿童眼保健专业委员会副主任委员、中华眼科学会眼科学分会视觉生理学组委员、中华医学会儿科学分会眼科学组委员等。

在儿童眼科的主要工作包括：对家族性玻璃体视网膜病变进行了临床和基础研究，提出了儿童常见病永存胚胎血管增生症新分型，全国范围内普及弓蛔虫眼病知识，减少了该病致盲率，建立了学龄前儿童正常OCT和电生理检查正常值数据库。

2013年荣获"中山大学十大优秀青年教师"称号，2018年获得广东省杰出青年医学人才。承担国家自然科学基金和省市级课题 16 项。至今发表论文 130 余篇，其中 SCI 收录论文 70 余篇。出版《眼科药物治疗学》《眼科解剖与临床》担任副主编。

前 言
Foreword

　　中山大学中山眼科中心儿童眼病综合科自 2018 年成立以来，全国各地的儿童患者蜂拥而至，作为罕见病的家族性渗出性玻璃体视网膜病变（familial exudative vitreoretinopathy, FEVR），以下简称"家渗"，在儿童眼病中十分常见，是我国青少年裂孔性视网膜脱离的主要病因，严重影响少年儿童的视力和身心健康，引起了我们对这一疾病的高度关注。

　　FEVR 的最大特点在于病情隐匿表现多样，犹如狡猾的百变病魔，潜伏在各种表象之下。加上儿童自主意识差，难于配合常规检查，漏诊误诊时有发生，发现时往往已出现严重视力损害。如何及早准确诊断？科技进步给我们带来了新希望。

　　明镜高悬，利器在手。近年来眼科影像设备发展迅猛，如超广角眼底照相、超广角眼底造影、广域光学相干层析成像等，以其无创、广角、快速捕捉的特点惠及儿童眼病患者诊疗，使传统影像诊断可以穿透迷雾，直达现场。得益于这些技术手段，我们在门诊患者中发现了越来越多家渗患者，通过对患儿家属的眼底筛查，发现并挽救了一批存在潜在致盲风险的患儿。

　　探幽入微，明察秋毫。分子生物技术的快速发展，为基因检测走向临床奠定了基础，为精准医疗开辟了全新路径。通过学界众多先辈和同仁的努力，家渗致病机理研究日趋成熟，基因筛查为这部分患者的诊断提供了新的策略和标准，为临床诊断提供了明晰证据。

他山之石，可以攻玉。本书稿的编写旨在将我们对家渗的临床诊疗的经验和观点进行归纳总结，一方面与不同地区儿童眼科医生尤其是眼底病医生分享我们的实践经验，为其临床诊疗提供理论依据和参考，提升同行研究家渗致病机理的兴趣；另一方面家渗主要影响儿童和青少年视觉健康，用通俗易懂的语言将这一疾病进行深度剖析，具有一定的科普价值。

非常感谢我科全体团队成员的无私奉献和辛勤工作。在编写过程中，孙立梅、黄莉、张婷、李松珊、王韦清、王琼、张钊填、陆经琳、王友、鄢闻嘉等从图片收集整理到书稿修订，认真细致，精益求精，希望把最好的成果奉献给您。

囿于笔者水平有限，疏漏之处在所难免，恳请不吝赐教。

丁小燕

2020 年 11 月 11 日

于广州中山眼科中心

目 录
Contents

谈古论今：FEVR 的前世与今生 / 001

  1. FEVR 是由基因突变导致视网膜血管发育迟缓或停滞引起 / 001

  2. FEVR 的发现之旅 / 003

  3. 顾名思义话 FEVR / 004

  4. FEVR 主要与遗传有关 / 006

追本溯源：FEVR 的真面目 / 009

  5. 视网膜血管的正常发育 / 009

  6. 是谁掌管着人类视网膜血管的发育？ / 013

  7. 如果敲除 FEVR 的相关基因，视网膜将会发生什么？ / 015

  8. 不同基因缺陷引起的 FEVR 表型严重程度不一 / 017

  9. FEVR 的自然史 / 018

千姿百态：FEVR 的临床表现 / 023

  10. FEVR 患者因何而来？ / 023

  11. 视网膜皱襞是 FEVR 的最经典特征 / 029

  12. 真实世界中 FEVR 存在大量误诊和漏诊 / 030

  13. FEVR 不是儿童专有病，可见于任何年龄段 / 031

14. FEVR 虽可不对称，但双眼均发病 / 032

15. 半数 FEVR 患者终生无症状 / 032

16. 视网膜皱襞见于多种疾病，是描述而非诊断 / 034

17. FEVR 颞侧周边部 "V" 形无血管区虽敏感但不特异 / 035

18. 青少年发生孔源性视网膜脱离应警惕 FEVR / 036

19. FEVR 相关性 RRD 有临床独特性 / 037

20. 既然 FEVR-RRD 特征不特异，如何判断与 FEVR 相关？ / 039

21. 除了 FEVR，儿童 RRD 还要考虑什么？ / 046

与时俱进：多模式影像下的 FEVR 新发现 / 050

22. 频域 OCT：FEVR 中心凹发育不良常见 / 051

23. OCT 血流成像：FEVR 黄斑部 FAZ 异常 / 052

24. 彩色多普勒：FEVR 眼部循环异常 / 054

25. 广域眼底照相：TEMPVIA 是诊断 FEVR 的无创新方法 / 054

26. 广域 OCT：见微知著，揭示 TEMPVIA 微结构改变 / 057

精益求精：精准医疗时代 FEVR 的诊断 / 061

27. 不是所有的早产都是"真早产"（早产史会骗你） / 061

28. 不是所有早产儿的视网膜病变都叫 ROP（出生史会骗你） / 062

29. 阴性家族史并不能排除 FEVR（家族史会骗你） / 064

30. FEVR 诊断金标准：基于临床，综合考虑病史和典型体征 / 065

31. 基因检测能极大提高 FEVR 诊断准确率 / 065

32. FEVR 分期：时代在变迁，认知在进步 / 066

火眼金睛：FEVR 的鉴别诊断 / 072

33. 殊途同归：与 FEVR 临床表现类似的玻璃体视网膜疾病 / 072

34. 本同末离：与 FEVR 遗传背景相似的罕见综合征 / 080

寻根究底：常见的 FEVR 致病基因 / 089

35. *FZD4*：首个被证实的 FEVR 致病基因 / 090

36. *LRP5*：临床表型谱最广的 FEVR 致病基因 / 094

37. *NDP*：传男不传女的隐性遗传 FEVR 基因 / 098

38. *TSPAN12*：临床表型重与 *NDP* 相当 / 101

39. *KIF11*：与小头综合征有关 / 104

40. *ZNF408*：在 FEVR 中发生率低 / 104

41. *CTNNB1*：Wnt/β-catenin 信号通路关键转录共激活因子 / 105

42. *JAG1*：致病突变引发 FEVR / 106

43. 路漫漫其修远兮：探索 FEVR 致病新基因 / 107

辨证施治：FEVR 的综合治疗 / 117

44. 婴儿期 FEVR 治疗原则——遵循早产儿视网膜病变原则 / 117

45. 婴幼儿型 FEVR 的激光治疗 / 119

46. 婴幼儿 FEVR 中抗 VEGF 治疗的应用 / 119

47. FEVR-ERD 和 FEVR-TRD 的治疗 / 120

48. FEVR-RRD 治疗遵循从外不从内原则 / 122

49. 静止期 FEVR 是否需要预防性治疗？ / 124

50. 轻症 FEVR 是否需要预防性视网膜光凝？ / 125

51. FEVR 家属的眼底筛查和随访建议 / 126

例海拾贝：FEVR 典型病例集锦 / 128

52. 病例 1　以孔源性视网膜脱离为首发症状的 FEVR / 128

53. 病例 2　新生儿期 FEVR 渗出性视网膜脱离的抗 VEGF 和手术治疗 / 131

54. 病例 3　FEVR 患者黄斑发育不良与"弱视" / 134

55. 病例 4　新生儿 FEVR 样改变 / 137

56. 病例 5　新生儿 FEVR / 139

57. 病例 6　*NDP* 突变相关的 FEVR / 141

58. 病例 7　*LRP5* 突变相关的 FEVR（轻症） / 142

59. 病例 8　*LRP5* 突变相关的 FEVR（重症） / 144

60. 病例 9　*KIF11* 相关 FEVR / 145

61. 病例 10　无症状 FEVR / 147

62. 病例 11　FEVR 的家族聚集性 / 149

FEVR 研究论文速查 / 153

本书要点 / 155

出版者后记 / 157

谈古论今：FEVR 的前世与今生

1. FEVR 是由基因突变导致视网膜血管发育迟缓或停滞引起

家族性渗出性玻璃体视网膜病变（familial exudative vitreoretinopathy，FEVR）是一种由于基因突变造成的视网膜血管发育迟缓或停滞而导致的家族性、遗传性玻璃体视网膜疾病。主要临床表现包括视网膜颞侧周边无血管区、血管僵直，视网膜血管分支增多，视网膜新生血管形成、渗出、牵引、增生形成视网膜皱襞，视网膜局限性或完全性脱离等（图1-1，图1-2），晚期可出现继发性青光眼、眼球萎缩等。其核心病理机制为视网膜浅层血管向周边发育迟滞、视网膜深层毛细血管发育不全，导致周边部视网膜出现无血管区，从而发生缺血缺氧诱导视网膜发生增生。目前明确的致病基因包括 *NDP*、*FZD4*、*LRP5*、

TSPAN12、*KIF11* 等，此外 *ZNF408*、*CTNNB1*、*JAG1* 等基因也被报道与 FEVR 的发病相关。

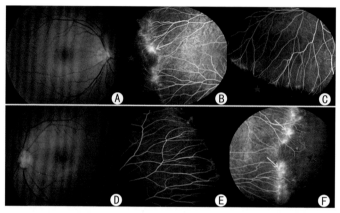

A：FEVR 患者右眼后极部眼底彩照，未见明显异常。B、C：FEVR 患者右眼荧光素钠血管造影（fundus fluorescein angiography，FFA），可见颞侧血管分支增多，走行僵直，颞侧血管末端轻度渗漏（黄箭头），周边部可见无灌注区（☆）；D：同一患者左眼后极部眼底彩照，未见明显异常；E、F：同一患者左眼 FFA 显示颞侧血管分支增多，颞侧血管末端轻度渗漏（黄箭头），周边可见大片无血管区（☆）。

图 1-1　FEVR 的常见眼底改变

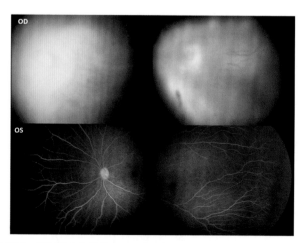

右眼玻璃体增生明显，视网膜牵拉性脱离，呈向心性移位，视盘不可见；左眼视网膜血管分支增多，颞侧周边可见无血管区。

图 1-2　FEVR 的临床表现：牵拉性全视网膜脱离

2. FEVR 的发现之旅

FEVR 的发现之旅，见表 1-1。

表 1-1　FEVR 的发现之旅

时间	FEVR 的进展
1969 年以前	
1969 年前	个案报道：历史上被报道过多次，多位学者观察到多个病例，有人认为是葡萄膜炎，有人认为是 Coats 病，也有人认为是原始玻璃体增生症（persistent hyperplastic primary vitreous，PHPV），各家之言，莫衷一是。其共同特征为视网膜有渗出、牵引，晚期均表现为晶状体后纤维增生，因此命名为"晶状体后纤维增生症"。
1969—1991 年	
1969 年	正式命名：由 Criswick 和 Schepens 正式命名为 FEVR，定义为由视网膜血管发育先天性异常引起的玻璃体视网膜病变，主要特征包括颞侧周边无血管区、周边视网膜牵引、镰状皱襞、周边新生血管形成，渗出性或牵引性视网膜脱离，分为 3 期。
1971 年	首次分期：Gow 和 Oliver 根据眼底改变，对疾病进行了分期，分为无症状期、进展期和并发症期。
1980 年	更新分期：Laqua 首次展示 FEVR 荧光造影表现，阐明周边视网膜血管停止生长（而不是玻璃体视网膜牵引）为其本质改变，并以此为特征提出疾病新分期。
1992—2012 年	
1992 年	发现首个可疑致病基因 *EVR1*：Li 等通过连锁分析，发现染色体 11q 与常染色体显性遗传 FEVR（adFEVR）发病相关，并将其命名为 *EVR1* 基因，获多个独立研究证实。随后陆续发现 *EVR2*、*EVR4* 和 *EVR5* 基因突变与 FEVR 相关。
1993 年	发现致病基因（*EVR2*）*NDP*：Fullwood 等解开 EVR2 谜团，证明 *NDP* 是 FEVR 的致病基因，定位于 X 染色体 p11.4。
2002 年	发现致病基因（*EVR1*）*FZD4*：Robitaille 等证明 *EVR1* 即为 *FZD4*，是 FEVR 的致病基因，定位于 11q14.2。

（续表）

时间	FEVR 的进展
2004 年	发现致病基因（*EVR4*）*LRP5*：Toomes 等解开 EVR4 谜团，证明 *LRP5* 是 FEVR 的致病基因，定位于 11q13.4。
2010 年	发现致病基因（*EVR5*）*TSPANS12*：Nikopoulos K 及 Poulter JA 等两个不同的实验组先后发现 FEVR 新基因，证明 *EVR5* 即为 *TSPANS12*，是 FEVR 的致病基因之一，定位于 7q31.31。
2013 年以后	
2013 年	探索 FEVR 新可疑致病基因（*EVR6*）*ZNF408*：Collin 等证明 *ZNF408* 是常染色体显性遗传 FEVR 的致病基因之一，基因定位于 11p11.2。
2014 年	探索 FEVR 新可疑致病基因 *KIF11*：Robitaille 等在 FEVR 先证者中发现了 *KIF11* 基因突变（10q24.1），并未对其具体分型。
2019 年	探索 FEVR 新可疑致病基因 *CTNNB1*：Sun 等在 FEVR 人群中发现 *CTNNB1* 基因突变，和 *KIF11*、*NDP* 可能导致相似或重叠的表型，但具体机制仍有待进一步研究。
2019 年	探索 FEVR 新可疑致病基因 *JAG1*：Zhang 等 FEVR 家系中进行全外显子测序分析，在三个家系中检测出 *JAG1* 突变，并在 *Jag1* 基因敲除小鼠中观察了 FEVR 样改变。

3. 顾名思义话 FEVR

家族性渗出性玻璃体视网膜病变这一名字很长，其中有 3 个关键词"家族""渗出""玻璃体视网膜病变"，分别道出了该病的致病原因、主要临床表现和疾病发生部位等关键信息。

1）家族性：明确指出此病为遗传性疾病。但在实际临床实践中，80% 以上患者就诊时，都否认家族史。只有经过仔细检查患者及其家属周边部视网膜血管情况，才能明确判断家属（特别是父母）是否有相应眼底改变。FEVR 主要有常染色体显性遗传和 X 染色体隐性遗传两种方式。

2）渗出：FEVR 的一大特征，但并非见于所有患者，且只在疾病某一阶段出现，通常见于表型严重的婴幼儿。患儿出生后不久就被发现有渗出性视网膜改变甚至视网膜脱离。但要注意的是，随疾病进展，易发展为视网膜皱襞（图 1-3）和玻璃体牵拉，此后渗出可慢慢吸收。因此，临床上不应以"无渗出"作为排除 FEVR 的指征。

3）玻璃体视网膜病变：FEVR 始发因素为视网膜血管的缺失（无血管区），继而发生视网膜缺血、缺氧而致视网膜新生血管，并发生渗漏、出血和增生，故发生玻璃体增生牵引，最终导致眼球痨。

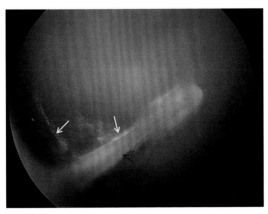

患儿，男，6 月龄，右眼眼底彩照，可见视网膜皱襞从视盘开始（红箭头），沿球壁经视网膜周边赤道部到晶状体后，皱襞周边可见黄色渗出（黄箭头）。

图 1-3　FEVR 引起的视网膜皱襞伴渗出改变

4. FEVR 主要与遗传有关

常染色体显性遗传（autosomal dominant，ad）为 FEVR 最主要的遗传方式，90% 以上的家系为 ad 遗传。常染色体隐性遗传（autosomal recessive，ar）偶有报道，主要由 *LRP5* 基因突变引起。目前已知多种基因突变可导致 FEVR，如 *NDP*（编码 Norrin 蛋白，致 XL-FEVR 及 Norrie 病）、*FZD4*（编码卷曲蛋白 4，致 adFEVR）、*LRP5*（编码 LRP5 蛋白，致 adFEVR 及 arFEVR）、*TSPAN12*（编码四旋蛋白 12，致 adFEVR）。这些基因产物参与构成典型 Wnt 或 Norrin 通路。此外，还有 *ZNF408* 和 *KIF11*，也可导致眼部 FEVR 改变。

NDP 基因导致的 FEVR 以 X- 染色体连锁隐性方式遗传（X-linked recessive inheritance，XL）。

需注意的是，在部分文献中，未经详细、专业眼底检查先证者父母或兄弟姐妹的眼底，仅凭后极部眼底彩照或眼底镜检查而下结论父母为正常者，不足以取信。

目前已知的几种基因（*NDP*、*FZD4*、*LRP5*、*TSPAN12*、*ZNF408*、*KIF11*）仅能解释近 50% 的患者，另一半患者还未能找到致病基因。然而笔者认为：

1）能用基因解释的可能不止 50%。例如，作为主要致病基因之一的 *LRP5*，大多复杂，其中有些位点的突变，虽然致病性分析显示在正常人群中突变率高，结果显示为"不致病"，但仍有可能是致病的。此外，由于目前 FEVR 诊断仅依靠眼底影像学检查，缺乏明确的实验室诊断指标，有相当一部分的早产儿视网膜病变（retinopathy of prematurity，ROP）或胚胎期血管永存症（persistent fetal vasculature，PFV，旧称 PHPV）患者被误诊为 FEVR，若将这部分患者纳入分析，陡然增加了 FEVR 基因检查的阴性率。根据目前全球多个儿童眼底病研究组的经验和共识，目前已知的 4 个主要 FEVR 致病基因（*FZD4*、*LRP5*、*TSPAN12* 和 *NDP*）可解释约 70% 的 FEVR 患者。

2）目前还存在未被发现的 FEVR 新致病基因。很多科学家正在努力寻找，近期内已经找到新的基因突变，如张清炯教授团队证明 *CTNNB1* 突变能导致 FEVR 样眼底改变，赵培泉和杨正林教授团队发现 *JAG1* 突变能导致 FEVR 样眼底改变。

参考文献

1. CRISWICK V G，SCHEPENS C L. Familial exudative vitreoretinopathy. Am J Ophthalmol，1969，68（4）：578-594.

2. GOW J. Familial exudative vitreoretinopathy. Archives of Ophthalmology，1971，86（2）：150-155.

3. FULLWOOD P，JONES J，BUNDEY S，et al. X linked exudative vitreoretinopathy：clinical features and genetic linkage analysis. Br J Ophthalmol，1993，77（3）：168-170.

4. ROBITAILLE J, MACDONALD M L E, KAYKAS A, et al. Mutant frizzled-4 disrupts retinal angiogenesis in familial exudative vitreoretinopathy. Nature Genetics, 2002, 32 (2): 326-330.

5. GREGORYEVANS C Y, YANG Z, BOTTOMLEY R H, et al. Mutations in LRP5 or FZD4 underlie the common familial exudative vitreoretinopathy locus on chromosome 11q. American Journal of Human Genetics, 2004, 74 (4): 721-730.

6. NIKOPOULOS K, GILISSEN C, HOISCHEN A, et al. Next-generation sequencing of a 40 Mb linkage interval reveals TSPAN12 mutations in patients with familial exudative vitreoretinopathy. Am J Hum Genet, 2010, 86 (2): 240-247.

7. POULTER J A, ALI M, GILMOUR D F, et al. Mutations in TSPAN12 cause autosomal-dominant familial exudative vitreoretinopathy. Am J Hum Genet, 2010, 86 (2): 248-253.

8. COLLIN R W J, NIKOPOULOS K, DONA M, et al. ZNF408 is mutated in familial exudative vitreoretinopathy and is crucial for the development of zebrafish retinal vasculature. Pro Natl Acad Sci USA, 2013, 110 (24): 9856-9861.

9. ROBITAILLE J M, GILLETT R M, LEBLANC M A, et al. Phenotypic overlap between familial exudative vitreoretinopathy and microcephaly, lymphedema, and chorioretinal dysplasia caused by KIF11 mutations. JAMA Ophthalmol, 2014, 132 (12): 1393-1399.

10. SUN W, XIAO X, LI S, et al. Germline mutations in CTNNB1 associated with syndromic FEVR or norrie disease. Invest Ophthalmol Vis Sci, 2019, 60 (1): 93-97.

追本溯源：FEVR 的真面目

5. 视网膜血管的正常发育

视网膜血管的发育开始于胚胎第 18 周，在 38 ～ 40 周前发育完成。

妊娠 13 周，来自于神经外胚层的星形胶质细胞从视神经进入视网膜，并向周边迁移，为之后视网膜血管丛的生长提供了支架。在小鼠视网膜血管发育中星形胶质细胞的作用与人类相似（图 2-1）。

妊娠 15 周左右，来自中胚层的梭形血管前体细胞从视盘进入发育中的视网膜，在星形胶质细胞的引导下，促进血管内皮细胞的生长和分化，形成视网膜表层大血管（图 2-2）。

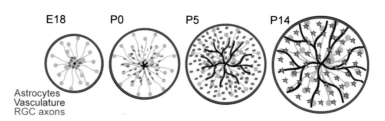

小鼠胚胎 18 天时，星形胶质细胞从视神经进入视网膜，并向周边迁移，视网膜上无血管。出生时，游离的视网膜血管内皮细胞出现，沿着星形胶质细胞提供的支架生长。出生后 5 天视网膜血管内皮细胞在星形胶质细胞的引导下，向周边部生长，直至出生后 14 天覆盖所有视网膜组织，至此视网膜血管化过程完成。

图 2-1 星形胶质细胞在视网膜血管发育中的引导作用

改编自：SCHEIFFELE P，PUÑAL V M，PAISLEY C E，et al. Large-scale death of retinal astrocytes during normal development is non-apoptotic and implemented by microglia. PLOS Biology，2019，17（10）：e3000492.

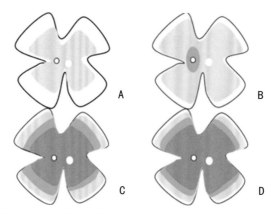

A：胚胎 19.5 周视网膜血管仅见浅层血管，分布于后极部，位于神经纤维层和视网膜节细胞层（粉红色）。B：胚胎 26.5 周视网膜浅层血管，已发育至赤道前，视盘（红圈）边缘开始，视网膜血管出芽（绿色），向视网膜深层纵向生长。C：胚胎 34 周除视网膜浅层血管继续向周边部生长外，视网膜血管出芽，向视网膜深层纵向生长，深层血管又分为两层，包绕内核层，分别称"中间毛细血管层（绿色）"和"深层毛细血管层（紫色）"。D：成年期视网膜浅层血管长至周边部，深层视网膜血管则无法长至周边，黄斑中心凹（白圈）区域始终是无血管的。

图 2-2 视网膜浅层和深层血管的发育

改编自：GARIANO R. Cellular mechanisms in retinal vascular development. progress in retinal and eye research，2003，22（3）：295-306.

视网膜组织高代谢、高耗氧，光靠一层大血管供氧是远远不够的。妊娠 25～26 周时，星形胶质细胞释放血管内皮生长因子 A（vascular endothelial growth factor，VEGF-A）诱导表层大血管发出血管芽，并向视网膜深层生长，形成的第一层毛细血管网，称为"视网膜初级血管丛"。其分布在神经纤维层和神经节细胞层之间，这一层血管丛最终形成视网膜浅层毛细血管丛，也就是现在光学相干断层扫描血管成像（optical coherence tomography angiography，OCTA）中看到的"浅层毛细血管丛"（superficial capillary plexus，SCP）。同时，VEGF-A 梯度浓度诱导内皮细胞继续沿 Müller 细胞向更深层视网膜迁移，形成"视网膜次级血管丛"，在出生后发育为视网膜深层毛细血管丛。视网膜次级血管丛根据走行位置不同，分为两个亚层，平行包绕着内核层，分别位于内丛状层 – 内核层交界和内核层 – 外丛状层交界处，分别是 OCTA 上的中间毛细血管丛（intermediate capillary plexus，ICP）和深层毛细血管丛（deep capillary plexus，DCP）（图 2-3）。在小鼠动物模型中，由于小鼠出生时视网膜完全没有血管，生后才开始发育，一直到出生后 21 天发育完全，因此可以在新生小鼠中看到视网膜血管发育的完整过程。图 2-4 显示的是新生幼鼠生后 8 天，视网膜浅层血管发育到赤道前，但未达锯齿缘，此时可见后极部血管呈"繁星点点"形态，实乃浅层血管开始向深层生长。图 2-5 显示的则是正常人视网膜毛细血管分布和形态。

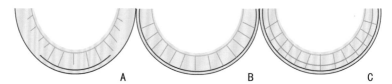

A：胚胎 26 周浅层血管开始出芽。B：深层血管形成。C：中间层实际上是浅 / 深层血管的过渡层。

图 2-3　视网膜血管纵向生长示意

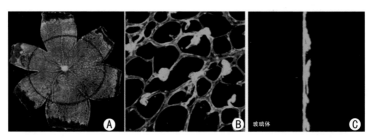

A：小鼠出生后 8 天，浅层视网膜血管开始向深层发育（红圈内），每个绿色强荧光点显示一个血管芽。B：共聚焦显微镜下可见视网膜血管出芽。C：B 图侧面观，左侧为玻璃体侧，右侧为 RPE 侧，可见血管由单层二维向多层三维结构发展。图中均为 lectin 染色共聚焦显微镜拍摄图。

图 2-4　幼年小鼠的视网膜血管发育

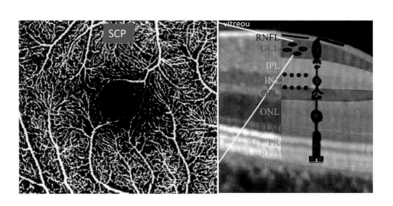

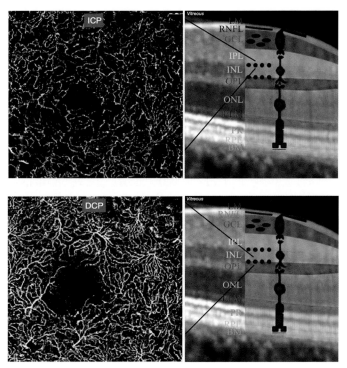

人类视网膜血管的分布。人视网膜内血管分为三层，从内至外，依次为：浅层毛细血管网（SCP），分布在节细胞层；中层毛细血管网（ICP），分布在内核层内缘；深层毛细血管网（DCP），分布在内核层外缘。三层毛细血管网供应了内层视网膜的血供，需要注意的是，外层视网膜内无血管，依靠脉络膜提供养分和氧气。

图 2-5　发育完全的人类视网膜毛细血管 OCTA

6. 是谁掌管着人类视网膜血管的发育？

视网膜血管发育机制复杂，至今尚未完全明了。目前比较公认的关键通路主要为 Wnt 通路。视网膜中 Wnt 通路参与调控眼睛发育和血管生成。这一信号转导通路分布广泛、作用广，参与调节细胞增生、存活、分化、扩散和迁移等多种生理过程，且通过调节目标基因转录，在细胞命运决定、极性控制、恶变等多种与生命高度相关的过程中起着关键作用。其中，*FZD4*、*LRP5*、*NDP* 3 个 FEVR 相关基因已被证实与 Wnt 信号传导途径有关。

Wnt 通过两种途径发挥作用，经典途径以 β- 连环蛋白（β-catenin，或称 β 链蛋白）的激活为特征，非经典途径则通过钙信号传导。经典 Wnt / β-catenin 通路最受人关注，研究得也最为透彻，图 2-6 显示了经典 Wnt 通路。经典 Wnt 信号传导途径在进化上高度保守，由 Wnt 蛋白、卷曲蛋白（Fz）、蓬乱蛋白（Dsh）、糖原合成激酶 3β（GSK-3β）、GSK-3β 结合蛋白（GBP）、β- 环形蛋白和 T 细胞因子等组成。若 Wnt 与受体复合物相连，信号激活，β-catenin 降解受抑制，在胞浆内持续沉积，并进入细胞核，与 T 细胞因子（T cell factor，TCF）/ 淋巴增强因子（lymphoid enhancing factor，LEF）作用，开启靶基因表达。反之，若被泛素 – 蛋白酶体通路降解，目标基因则保持抑制状态。

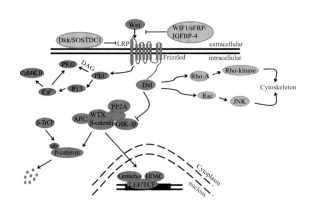

图 2-6　经典 Wnt 通路示意

改编自：YANG M, WANG M, LI X, et al. Wnt signaling in cervical cancer？J Cancer, 2018，9（7）：1277-1286.

Wnt 非经典途径介导细胞骨架组织和细胞迁移，有人推测其也参与视网膜血管调控。鉴于新生血管形成需要内皮细胞分化和迁移，Wnt 信号通路在视网膜血管生成中的作用为通过经典途径上调内皮细胞生长，随后刺激细胞骨架重排和细胞增生，通过非经典途径形成新血管。

除 Wnt 信号通路外，Norrin 信号通路途径也可能与视网膜血管生成有关。Norrin 通路与经典型 Wnt / β-catenin 通路有许多相似之处：Norrin 蛋白配体分别连接 FZD4 / LRP 受体，借助 *TSPAN12* 编码的四旋蛋白，促进 FZD4 多聚化，共同活化 β-catenin / TCF 转录通路，开启目标基因表达，包括 c-Myc、Cyclin D1 和 VEGF 等，使细胞启动增生和分化。

7. 如果敲除 FEVR 的相关基因，视网膜将会发生什么？

我们已经知道，NORRIN / FZD4 / LRP 信号通路调控着视网膜血管发育，这一通路中多个基因互相协调，保持平衡，缺一不可。如果在基因表达少或完全无表达的情况下，视网膜血管会变成什么样？通过小鼠基因敲除小鼠模型，可见一斑。

Fzd4 基因敲除小鼠在视网膜血管发育过程中，早期血管内皮细胞沿视网膜表面迁移速度减慢，视网膜血管无法发出分支，不能形成浅层血管的树枝样结构，同时原始玻璃状动脉退化发生延迟，最终导致视网膜内毛细血管缺失、视网膜血管发育不良。

Fzd4^(-/-) 小鼠呈现出明显的视网膜血管发育迟滞，与人类相似，正常小鼠的视网膜血管分三层，分别分布在神经纤维层（第一层，相当于人类的 SCP）、外核层内侧（第二层，相当于人类的 ICP，但血管数量和密度远远低于人类视网膜），以及外核层外侧（第三层，相当于人类的 DCP），而在 *Fzd4^(-/-)* 小鼠中，仅有第一层，第二层、第三层缺如。电镜结果显示，*Fzd4^(-/-)* 小鼠视网膜内血管内皮细胞有异常开窗，而在野生型当中并未发现。同时，视网膜铺片显示，在玻璃体视网膜交界面，野生型小鼠可见丰富的视网膜血管分支，视网膜深层血管呈网状分布；而在 *Fzd4^(-/-)* 小鼠中，视网膜血管并未分支。病理解剖发现，*Fzd4^(-/-)* 小鼠球内，特别是眼前段，出现明显出血。Xu 等还发现 *Fzd4^(-/-)* 小鼠的视网膜及小脑均出现高背景的组织染色，提示血管渗透性增高，证实其对视网膜血管的发育或血管完整性的维持起着重要作用。这些改变皆与临床上 FEVR 患者的临床症状相符。

Norrin 蛋白在小鼠和人类发育的视网膜中均有表达，主要来源为毛细血管内皮细胞。它参与发育中血管内皮细胞的自我生成和保护，对视网膜毛细血管正常发育和维持起着重要作用。在 Norrie 病模型小鼠中，视网膜浅表血管的发育严重延迟，而且不能向深层视网膜发出分支，最终导致视网膜深层血管完全缺失，说明 *NDP* 基因在玻璃体血管的正常退化、视网膜发育过程中的血管出芽，尤其是深层毛细血管网形成中具有重要作用。

同样，在 *Lrp5⁻ᐟ⁻* 小鼠中也观察到了视网膜血管的高渗透现象，提示 *LRP5* 在视网膜深层连接内外丛状层毛细血管的成熟和管腔形成中起作用。

已证明，将斑马鱼中 *Znf408* 基因敲除后，视网膜和躯干血管系统发育会产生缺陷。而斑马鱼和鸡胚模型研究表明，*KIF11* 编码有丝分裂驱动蛋白，参与视网膜血管生成。在体外实验中，KIF11 蛋白表达能抑制内皮细胞增生和迁移。*KIF11* 突变引起 FEVR 的发病机制可能与 Wnt 信号通路不相关，而是通过其他途径影响视网膜血管发育，并造成视网膜脉络膜萎缩。

8. 不同基因缺陷引起的 FEVR 表型严重程度不一

与此类似，在敲除其他已知 FEVR 致病基因（*Ndp* / *Lrp5* / *Tspan12*）的小鼠模型中，均能见到不同程度的视网膜血管发育迟缓和深层毛细血管缺如，提示 FEVR 可能是一种血管生成紊乱性疾病，深层和周边部视网膜中次级毛细血管丛的发育出现障碍。另外，学者们比较了几种基因缺陷对视网膜血管发育的影响，他们对 *Fzd4* 基因全敲除（*Fz4⁻ᐟ⁻*）小鼠、*Fzd4* 条件敲除等位基因（*Fz4*^CKOAP/-）小鼠、*Ndp* 基因敲除（Ndp⁻）、*Tie2-Cre* 小鼠、*Lrp* 基因全敲除（*Lrp5⁻ᐟ⁻*）等小鼠模型的视网膜血管发育进行了比较，发现任何基因的异常均会导致视网膜血管发育异常，主要表现在以下几方面。

1）视网膜两层毛细血管发育缺失：$Fz4^{-/-}$ 小鼠、$Fz4^{CKOAP/-}$ 小鼠、$Tie2\text{-}Cre$ 小鼠及 Ndp^- 小鼠视网膜内层毛细血管均不能发育；$Lrp5^{-/-}$ 小鼠视网膜内层毛细血管部分发育。

2）出生后第 7 天时视网膜内皮细胞迁移迟缓，不能形成正常视网膜血管网：$Fz4^{-/-}$ 小鼠、$Fz4^{CKOAP/-}$ 小鼠、$Tie2\text{-}Cre$ 小鼠和 Ndp^- 小鼠均严重，且程度基本相同；$Lrp5^{-/-}$ 小鼠相对较轻。

3）视网膜表面血管密度降低：严重程度依次是 $Ndp^- > Fz4^{-/-} > Fz4^{CKOAP/-} = Tie2\text{-}Cre > Lrp5^{-/-}$。研究还发现视网膜血管发育过程中内皮细胞 – 壁细胞的功能主要与 $Fzd4$ 功能有关。

9. FEVR 的自然史

1969 年，Criswick 和 Schepen 首次报道在 2 个家系中发现了 6 个患者，他们都患有玻璃体视网膜病变。因此，之后一段时间，人们普遍认为 FEVR 是一种进展性疾病，随年龄加重，并最终致盲。1980 年，Ober 等挑战了这一观点，指出 FEVR 也有可能是非进行性的，甚至是终生无症状的。他们报道了 3 个常染色体显性遗传 FEVR 家系，其年长患者病情稳定，症状较年轻人轻，因此提出 FEVR 的症状通常在儿童和青少年时期出现并逐渐发展，青少年期约 20 岁以后，眼底改变趋于稳定，视力不再持续下降。但最近文献中，也报道了该病可能潜伏一段时间之后，至 40 多岁时，再次活动并伴有严重并发症，如视网膜新生血管、玻璃体积血、孔源性或牵拉性视网膜脱离等。

FEVR 的关键病理改变是周边部视网膜存在无血管区，易出现在颞侧，通常呈 V 形。中重度病例可在视网膜有无血管区交界处出现视网膜新生血管，发生渗漏并导致纤维化，引起不同程度黄斑异位或牵拉性视网膜脱离，甚至发展为完全性视网膜脱离，是 FEVR 患者视力丧失的最主要原因。

参考文献

1. CRISWICK V G，SCHEPENS C L. Familial exudative vitreoretinopathy. Am J Ophthalmol，1969，68（4）：578-594.

2. RANCHOD T M，HO L Y，DRENSER K A，et al. Clinical presentation of familial exudative vitreoretinopathy. Ophthalmology，2011，118（10）：2070-2075.

3. TANG M，SUN L，HU A，et al. Mutation spectrum of the LRP5，NDP，and TSPAN12 genes in chinese patients with familial exudative vitreoretinopathy. Invest Ophthalmol Vis Sci，2017，58（13）：5949-5957.

4. ZHANG L，ZHANG X，XU H，et al. Exome sequencing revealed notch ligand JAG1 as a novel candidate gene for familial exudative vitreoretinopathy. Genet Med，2020，22（1）：77-84.

5. PARK H，YAMAMOTO H，MOHN L，et al. Integrin-linked kinase controls retinal angiogenesis and is linked to Wnt signaling and exudative vitreoretinopathy. Nat Commun，2019，10（1）：5243.

6. HUDSON W H, KOSSMANN B R, DE VERA I M S, et al. Distal substitutions drive divergent DNA specificity among paralogous transcription factors through subdivision of conformational space. Proceedings of the National Academy of Sciences of the United States of America, 2016, 113（2）: 326-331.

7. GONG Y, SLEE R B, FUKAI N, et al. LDL receptor-related protein 5（LRP5）affects bone accrual and eye development. Cell, 2001, 107（4）: 513-523.

8. MAO J, WANG J, LIU B, et al. Low-density lipoprotein receptor-related protein-5 binds to axin and regulates the canonical Wnt signaling pathway. Mol Cell, 2001, 7（4）: 801-809.

9. KIKUCHI A. Roles of axin in the Wnt signalling pathway. Cell Signal, 1999, 11（11）: 777-788.

10. TAMAI K, ZENG X, LIU C, et al. A mechanism for Wnt coreceptor activation. Mol Cell, 2004, 13（1）: 149-156.

11. WANG Y, RATTNER A, ZHOU Y, et al. Norrin/Frizzled4 signaling in retinal vascular development and blood brain barrier plasticity. Cell, 2012, 151（6）: 1332-1344.

12. JUNGE H J, YANG S, BURTON J B, et al. TSPAN12 regulates retinal vascular development by promoting norrin- but not Wnt-induced FZD4/beta-catenin signaling. Cell, 2009, 139（2）: 299-311.

13. PAVLETICH N P, PABO C O. Crystal structure of a five-finger GLI-DNA complex: new perspectives on zinc fingers. Science, 1993, 261（5129）: 1701-1707.

14. KARJOSUKARSO D W，VAN GESTEL S H C，QU J，et al. An FEVR-associated mutation in ZNF408 alters the expression of genes involved in the development of vasculature. Hum Mol Genet，2018，27（20）：3519-3527.

15. COLLIN R W，NIKOPOULOS K，DONA M，et al. ZNF408 is mutated in familial exudative vitreoretinopathy and is crucial for the development of zebrafish retinal vasculature. Proc Natl Acad Sci USA，2013，110（24）：9856-9861.

16. DUBRUC E，PUTOUX A，LABALME A，et al. A new intellectual disability syndrome caused by CTNNB1 haploinsufficiency. Am J Med Genet A，2014，164A（6）：1571-1575.

17. PHNG L K，GERHARDT H. Angiogenesis：a team effort coordinated by notch. Dev Cell，2009，16（2）：196-208.

18. BRAY S J. Notch signalling：a simple pathway becomes complex. Nat Rev Mol Cell Biol，2006，7（9）：678-689.

19. BENEDITO R，ROCA C，SÖRENSEN I，et al. The notch ligands Dll4 and Jagged1 have opposing effects on angiogenesis. Cell，2009，137（6）：1124-1135.

20. YE X，WANG Y，CAHILL H，et al. Norrin，frizzled-4，and Lrp5 signaling in endothelial cells controls a genetic program for retinal vascularization. Cell，2009，139（2）：285-298.

21. LAI M B，ZHANG C，SHI J，et al. TSPAN12 is a norrin co-receptor that amplifies Frizzled4 ligand selectivity and signaling. Cell Rep，2017，19（13）：2809-2822.

22. 张桐梅，韩梅，应铭，等 . 家族性渗出性玻璃体视网膜病变患者基因突变检测结果及临床特征分析 . 中华眼底病杂志，2018，34（6）：556-561.

23. 熊壮，梁斗立 . 家族性渗出性玻璃体视网膜病变的遗传学研究进展 . 中华眼底病杂志，2018，34（6）：608-613.

24. 谢雪璐，陆方 . 家族性渗出性玻璃体视网膜病变 . 华西医学，2018，33（11）：1420-1427.

25. QIN M，HAYASHI H，OSHIMA K，et al. Complexity of the genotype-phenotype correlation in familial exudative vitreoretinopathy with mutations in the LRP5 and/or FZD4 genes. Hum Mutat，2005，26（2）：104-112.

千姿百态：FEVR 的临床表现

FEVR 的临床表现多种多样，涉及了眼科多个亚专科范畴，从眼前段到眼后段，从眼内到眼外均可累及。轻者可终生无症状，重者出生时即发生视网膜全脱离而失明。临床常见表现包括：周边视网膜无毛细血管，无血管区与血管区交界处有新生血管，视网膜血管分支多、变直，血管末梢渗漏，纤维血管组织收缩。随着病情进展，出现视网膜内或视网膜下黄白色脂质渗出、视网膜前膜或黄斑异位、视网膜镰状皱襞形成，皱襞连至锯齿缘或晶状体赤道部，晚期出现牵拉性、渗出性甚至孔源性视网膜脱离。严重病例可并发白内障、角膜带状变性、急性闭角型青光眼、新生血管性青光眼、眼球萎缩等。

10. FEVR 患者因何而来？

FEVR 堪称眼科界的"伪装大师"，不仅累及眼底，其临床表现涉及多个眼科亚专科，患者还可能以白内障、青光眼、葡萄膜炎、视网膜疾病等多种原因就诊。FEVR 的首诊原因很多，多数无特异性。

1）飞蚊症：由于周边部血管持续性缓慢渗漏，或玻璃体后脱离而引起玻璃体混浊，临床上没有特异性。此时往往需要仔细检查周边部视网膜方能发现。

2）弱视：部分 FEVR 患儿眼底后极部大体正常，存在轻到中度近视，故易诊断为"弱视"。眼底检查可见黄斑异位，向颞下方移位，中心凹反光不明显，光学相干断层扫描（optical coherence tomography，OCT）上可见黄斑中心凹浅，视网膜内层不退化或退化不全，部分患儿外层嵌合区发育不全，或缺乏视锥细胞外节尖端（cone outer segment tips，COST）层，表现为不同程度的中心凹发育不良（foveal hypoplasia）（图 3-1）。

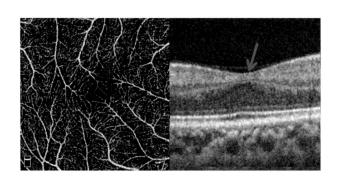

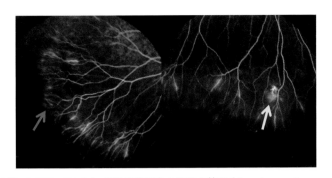

患者，男，12 岁，BCVA：OD 0.4，右眼无黄斑中心凹无血管区（foveal avascular zone，FAZ）形成（红箭头），内层结构残留（蓝箭头），FFA 可见周边视网膜血管渗漏（黄箭头），血管毛刷状（绿箭头）。

图 3-1　以弱视为首诊原因的 FEVR 患者

3）斜视或眼球震颤：部分学龄前儿童因视网膜向颞侧牵引而引起黄斑异位，容易出现单眼或双眼的斜视或眼球震颤。

4）屈光不正和屈光参差：大部分表现为近视和散光，与黄斑部异位或周边部视网膜牵拉所引起的继发性近视有关。眼底表现为豹纹状眼底，常伴有黄斑异位。

5）并发性白内障：根据严重程度，可分为局部混浊或全混浊，局部混浊以颞侧为主，表现为晶状体后囊混浊（图 3-2）。疾病晚期因牵拉也可发生晶状体全混浊，伴有晶状体膨胀（早期）或吸收变薄（晚期）。

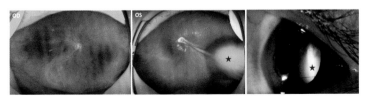

患儿右眼视网膜血管分支增多，周边可见无血管区；左眼可见颞侧晶状体后增生（☆），牵拉视网膜形成皱襞。

图 3-2　以先天性白内障首诊的 FEVR 患儿

6）玻璃体积血：可出现在较大年龄的儿童或成人中，由于周边部视网膜新生血管破裂出血引起。通常在 FFA 检查寻找出血原因时发现眼底特异性改变，进而确诊 FEVR（图 3-3）。

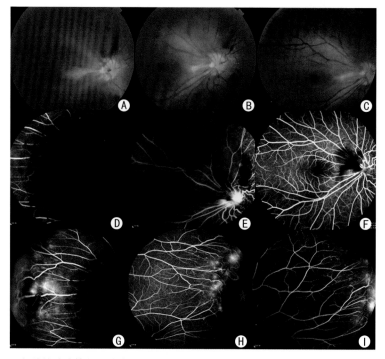

A：FEVR 相关性玻璃体积血（首诊时）。B、C：随访 1 个月及 2 个月后眼底照相及 FFA 图，可见玻璃体腔积血缓慢吸收。D、E、F：分别为基线、随访 1 个月、2 个月时的后极部 FFA 图，显示出血逐渐吸收。G：右眼周边部 FFA 图，显示血管活动性渗漏（红箭头），H、I：为左眼周边部 FFA 图，显示视网膜血管变直、增多，血管末梢有明显渗漏（红箭头）及无血管区（☆）。

　　该患者最终基因结果显示为 LRP5 突变引起的 FEVR（LRP5 3989C ＞ T）。

图 3-3　以玻璃体积血首诊的 FEVR 患者

7）视网膜脱离（retinal detachment，RD）：分 3 种，包括孔源性视网膜脱离（rhegmatogenous retinal detachment，RRD）（图 3-4）、牵拉性视网膜脱离（tractional retinal detachment，TRD）

（图 3-5）和渗出性视网膜脱离（exudative retinal detachment，ERD）（图 3-6），共占 FEVR 患者的 21% ～ 64%。这 3 种视网膜脱离的好发年龄段不同，ERD 在 1 岁以内婴儿中多见，随着病程进展渗出逐渐消退，进入瘢痕期。TRD 实际发生时间可能在生后的 1 ～ 2 个月，主要表现为颞侧视网膜皱襞，连接于视盘和颞侧晶体后，部分继续牵拉至全视网膜脱离。如果不进行有目的的筛查，很难早期诊断，临床上多见于 1 ～ 4 岁儿童，因发生眼球震颤、出现明显指压征、发现不能抓物等情况方就诊。RRD 则多发生在青少年期，最易发生在 12 ～ 18 岁。3 种视网膜脱离所代表的疾病严重程度不同，RRD 的临床预后要比 ERD 和 TRD 好。

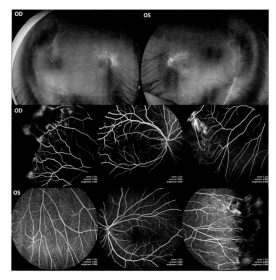

右眼孔源性视网膜脱离，范围为 6：00 ～ 1：00，在颞侧变性区内可见小孔，颞侧视网膜脱离区血管可见渗漏；左眼视网膜周边血管分支多，且僵直；颞侧周边可见异常吻合，无血管区。

图 3-4 以孔源性视网膜脱离首诊的 FEVR 患者

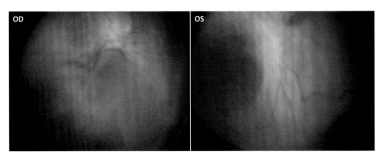

图 3-5　以双眼牵拉性视网膜脱离首诊的 FEVR 患儿

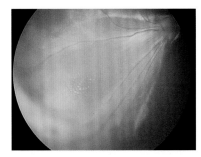

图 3-6　以渗出性视网膜脱离合并牵拉性视网膜脱离首诊的 FEVR 患儿

8）继发性青光眼：部分晚期 FEVR 患者（包括视网膜皱襞和终末期患者）随病程进展，可发生青光眼（图 3-7），其病理机制目前还不明确。

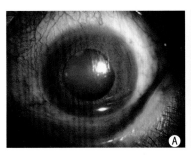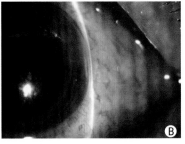

患者，男，37 岁，双眼自幼视力不佳。左眼红痛视力下降 1 周来诊。眼内压：右眼 12 mmHg，左眼 35 mmHg。以上图片为局部使用抗青光眼药物后拍摄。A：结膜混合充血，瞳孔散大。
B：周边前房浅。

图 3-7　以继发性闭角型青光眼首诊的 FEVR 患者

9）眼球痨：部分重症 FEVR 患者可于出生后或年龄较小时即已出现眼球萎缩。

11. 视网膜皱襞是 FEVR 的最经典特征

视网膜皱襞（retinal folds，RF）指从视盘到周边部的视网膜组织隆起或折叠，是一种少见的视网膜发育异常，97.6% 视网膜皱襞位于颞侧并向周边延伸，为 FEVR 最经典的临床表现（图 3-8）。笔者在 425 个 FEVR 先证者中发现了 95 例（22.3%）临床表现为单眼或双眼皱襞的患者。RF 可双眼对称，也可单眼发病。约 40% 患者为双眼皱襞，注意在单眼 RF 的 FEVR 患者中对侧眼表现可多种多样，轻者仅有无血管区存在，或见黄斑异位，重者则表现为视网膜脱离。笔者的研究发现，这种对称性与基因型有关，携带 *NDP*、*TSPAN12* 或 *KIF11* 突变者更多表现为对称型 RF，而携带 *LRP5* 和 *FZD4* 突变的患者视网膜病变严重程度较轻，且不对称。

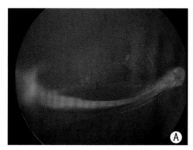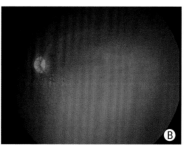

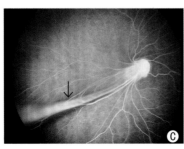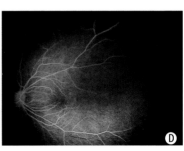

A：患者右眼眼底彩照，可见镰状皱襞自视盘延伸至颞侧视网膜（红箭头）。B：患者的左眼眼底彩照，后极部未见明显异常。C：右眼 FFA 图，可见皱襞内包括了视网膜血管及黄斑结构。D：左眼 FFA 图，视网膜血管分支增多，未见其他明显异常。

图 3-8 携带 *FZD4* 突变新生儿的双眼眼底彩图及 FFA

12. 真实世界中 FEVR 存在大量误诊和漏诊

由于 FEVR 临床表现多种多样，缺乏特异性，加上儿童眼底检查时往往配合度低，在真实世界临床诊疗实践中，往往存在大量误诊和漏诊。根据 Ranchod 等报道，145 例从基层诊疗机构转诊的患者中，仅有 28.3%（41 例）准确诊断为 FEVR，22.1%（32 例）以视网膜脱离（包括渗出性视网膜脱离、牵拉性视网膜脱离和未明原因的视网膜脱离）作为转诊第一诊断。在转诊病例中，最常见的误诊为 PFV（9.0%，13 例），其次为早产儿视网膜病变、先天性白内障、Coats 病、视网膜发育不良、视网膜炎、弓蛔虫眼病等；除此以外，常见转诊原因还包括：白瞳症、晶状体后囊混浊、斜视、玻璃体积血、视力低下、视网膜下出血等。临床医生需知晓 FEVR 临床表现的广泛性，以避免误诊或漏诊。

13. FEVR 不是儿童专有病，可见于任何年龄段

一般认为，FEVR 是先天性疾病，多见于儿童，尤其是 1 岁以下婴儿。然而，在临床上 FEVR 患者可于任何年龄前来就诊。临床上一般可通过病变较轻眼做出诊断，晚期较重眼的表现常与许多其他视网膜疾病无法鉴别，不具特征性。特别需要注意的是，在大龄儿童或成人中，FEVR 常常以中间葡萄膜炎、玻璃体积血、孔源性视网膜脱离或继发性青光眼等并发症出现，主要见于男性。在我们课题组曾经进行的一项关于 54 例 FEVR-RRD 患者的研究中发现，相比其他原因引起的 RRD，FEVR-RRD 多发生在 14 ～ 30 岁（77.8%），男女之比为 2.2 ∶ 1。

在临床实践中往往首诊年龄越小，病情越严重。目前有两项基于儿童眼底病专科门诊的连续病例研究：上海地区赵培泉教授根据患儿初诊年龄，对 389 例 FEVR 患者进行了分类，结果发现，0 ～ 3 岁约 50% 患者处于第 5 期，约 32% 为第 4 期，只有约 10% 患者处于第 1 ～第 2 期；18 岁及以上患者组中则约 36% 处于第 4 ～第 5 期，约 21% 为第 1 ～第 2 期。与此类似，笔者针对本中心 500 个 FEVR 先证者进行分类，结果显示，0 ～ 3 岁首次就诊者，70% 患者为第 5 期，约 20% 为第 4 期，约 10% 为第 1 ～第 2 期；18 岁及以上者，约 60% 处于第 1 ～第 2 期，约 39% 处于第 3 ～第 4 期，仅 1% 处于第 5 期。

14. FEVR 虽可不对称，但双眼均发病

本病多数为双眼受累，但部分患者双眼表现不对称，有时一侧眼处于疾病初期完全无临床症状，对侧眼可能已发生全视网膜脱离甚至伴有严重并发症。但是，近期上海交通大学医学院附属新华医院赵培泉教授组的一项研究在 621 例患者中，有 20 例表现为单眼 FEVR（3.22%），其中包括 18 例男性。该病例组的平均年龄为 2.6 岁，最主要临床表现为全视网膜脱离 12 眼（60%）、视网膜皱襞 6 例（30%）。该病例组均进行了基因检测，情况如下：*LRP5* 11 人（55%）、*FZD4* 4 人（20%）、*ZNF408* 2 人（10%）、*TSPAN12* 2 人（10%），以及 *NDP* 1 人（5%）。这种基因分布与其他临床表现的 FEVR 几乎无差异。同期笔者课题组资料显示，单眼发病者占 1%（10/540）。

15. 半数 FEVR 患者终生无症状

虽然目前尚无流行病学数据支持，但多数学者认为：FEVR 在人群中发病率并不低，可能隐藏在正常人群中。半数以上 FEVR 患者无症状，视力良好，有时终生都不被发现。轻型无症状患者通常是在直系亲属被诊断为 FEVR 后，接受眼部筛查时才被发现。如图 3-9 中 40 岁成人，因儿子发生右眼视力差（图 3-10）进行眼底筛查，其子右眼可见视网膜皱襞伴血管分支增多，左眼底可见颞侧视网膜血管变直，有明显无血管区。

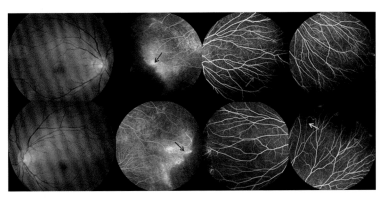

患者，男，40 岁，无临床症状，眼底造影见双眼视网膜血管分支增多、变直（蓝箭头），表现有
血管轻度渗漏（红箭头）、异常血管襻（黄箭头）和视网膜无血管区（☆）。

图 3-9　无症状 FEVR 患者 FFA 显示视网膜周边部血管异常

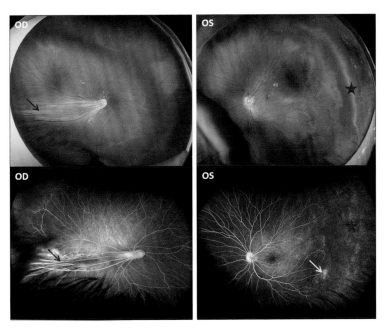

患者，男，7岁，右眼视网膜皱襞（红箭头），左眼视网膜血管分支增多，末端轻度渗漏（黄箭头），
颞侧周边视网膜可见无血管区（☆）。

图 3-10　以右眼视力差为首发症状的 FEVR 患者

这部分轻型 FEVR 患者因其视网膜后极部或黄斑部正常而无症状，但视网膜周边部有分界线、嵴，视网膜血管变多、变直，有时伴有轻度周边部玻璃体混浊而易被诊断为中间葡萄膜炎。FFA 在轻型 FEVR 的诊断中作用大，可以将周边部病变显示得更加清楚，如视网膜血管分支增多、变直，呈毛刷样，血管轻度渗漏等。Kashani 等提出 FEVR 患者无症状家族成员中 58% 处于 1 期，35% 处于 2 期阶段。

16. 视网膜皱襞见于多种疾病，是描述而非诊断

笔者对 173 例临床表现为视网膜皱襞的患者进行了分析，发现临床上引起视网膜皱襞的病因多种多样，包括家族性渗出性玻璃体视网膜病变（FEVR）、早产儿视网膜病变（ROP）、胚胎血管残留综合征（PFV）、弓蛔虫眼病（ocular toxocariasis，OT）、色素失禁症（incontinentia pigmenti，IP）等，其中 FEVR（54.9%）和 ROP（28.9%）是儿童视网膜皱襞的最主要原因，而非传统观念中认为的 PFV。视网膜皱襞在不同疾病中特点各异：① PFV 多为单眼皱襞；②虽同为双眼受累，FEVR 较 ROP 更不对称；③视网膜皱襞的原因，男女差别大，FEVR 男女比例为 3 ∶ 1，IP 患者均为女性，其余疾病则无明显性别差异；④鼻侧皱襞较少见，诊断上倾向于 PFV 或 OT；⑤视网膜皱襞可以分为完全型和局限型，一般完全型视网膜皱襞多见于 FEVR 和 ROP，而局限

型视网膜皱襞多见于 PFV 和 OT。鉴于视网膜皱襞的病因多样、形态多变，临床上不应将其作为一个诊断，而需结合患者病史、临床表现，完善眼部检查进行细致分析并进行鉴别诊断，以期提高儿童视网膜皱襞诊断的准确性。

17. FEVR 颞侧周边部"V"形无血管区虽敏感但不特异

FEVR 患者由于基因缺陷，周边部视网膜血管生长慢未能到达锯齿缘，因此遗留了颞侧无血管区（avascular area），在 FFA 上容易观察，出现率接近 100%。在对应的眼底彩照上，表现为"V"征。"V"征位于视网膜中或远周边部，尖端指向黄斑部；其后缘为位于黄斑颞侧的灰白色带，而前缘为有血管区和无血管区之间的界线。在广域 FFA 上，在该区域内可以见到血管伸直至颞侧"V"征前缘，血管分支增加（图 3-11）。

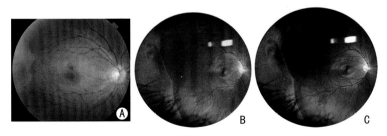

A：患者，男，21 岁，右眼彩色眼底照相图；眼底表现：视网膜颞侧周边部可见"V"征，"V"征处血管变直，血管分支增多；最佳矫正视力为 1.0。B：患者，男，27 岁，右眼激光扫描检眼镜（scanning laser ophthalmoscope，SLO）融合图，视网膜颞侧周边部可见"V"征，"V"征尖端指向黄斑部，10:00～11:00 周边视网膜有 2 个大小分别为 1.5PD、2/3PD 的格子样变性区，最佳矫正视力为 1.2。C：为 B 图同一患者的右眼绿色激光通道图，显示"V"征病变主要位于视网膜表面。

图 3-11　FEVR 患者彩照中的"V"征改变

18. 青少年发生孔源性视网膜脱离应警惕 FEVR

视网膜脱离主要分为孔源性视网膜脱离、牵拉性视网膜脱离和渗出性视网膜脱离。儿童视网膜脱离在临床上并不少见，占所有视网膜脱离患者的 3% ~ 12.6%，3 种不同类型 RD 均可出现于儿童中。其中 RRD 最为常见，RRD 是指在视网膜裂孔形成的基础上，液化的玻璃体经视网膜裂孔进入视网膜神经上皮层，使视网膜神经上皮层与色素上皮层分离。RRD 发病取决于 3 个因素：视网膜裂孔、玻璃体液化、有一足够的拉力使视网膜与色素上皮分开，其中视网膜裂孔是关键。

儿童 RRD 常引起关注，其诊治对临床医生来说，是巨大的挑战。原因有三：①患儿往往伴有眼部或全身其他先天性异常，病情复杂，诊治难度大，如白内障、青光眼或心脏疾病。②患儿对侧眼往往也并非健眼，存在引起视力损害的潜在危险。③儿童 RRD 病因、临床特征、手术方案和预后等与成人 RRD 有所不同。这使得儿童 RRD 的治疗更为棘手，往往预后较差，严重影响儿童身心发育。

既往报道分析显示，在东方人群中，与 FEVR 相关的儿童以孔源性视网膜脱离常见，如 2001 年日本学者报道，FEVR 约占儿童 RRD 的 15.6%；2006 年中国台湾的研究也表明，FEVR 约占儿童 RRD 的 20%；而在西方国家报道中其所占比例相对较低，一项美国的研究发现，FEVR 仅占儿童视网膜脱离的 4.3%。而笔者的观察性研究显示：FEVR 是引起儿童及青少年期非外伤性孔源性视网膜脱离的重要原因之一，约占儿童 RRD 的 30.4%，占儿童先天发育性眼病的 50%。

19. FEVR 相关性 RRD 有临床独特性

（1）FEVR 相关性 RRD 发病年龄较 ERD、TRD 大

与 FEVR 相关牵拉性视网膜脱离和渗出性视网膜脱离相比，FEVR-RRD 的平均发病年龄较大。笔者进行的一项横断面研究中，FEVR-RRD 年龄跨度大（7 ~ 47 岁），平均发病年龄是 21.8 岁（21.8 岁 ±10.9 岁），其中男性比女性发病年龄早，男性约 20 岁（19.9 岁 ±9.6 岁），女性约 28 岁（28.1 岁 ±1.2 岁）。大部分患者处于 10 ~ 30 岁，提示 10 ~ 30 岁可能是 FEVR-RRD 的高发年龄。在笔者研究中，FEVR-RRD 的发生年龄偏大，可能原因是伴有 TRD 或 ERD 的患眼 FEVR 严重程度高，增生严重，因此在年龄更小时即出现相应并发症。反之，FEVR-RRD 患眼则由于 FEVR 病变严重程度较低，周边部视网膜血管缓慢渗漏引起玻璃体增生，对周边部视网膜造成牵拉，使视网膜特别是无血管区视网膜组织变薄，容易产生萎缩性小圆孔。随着年龄增长，玻璃体液化加重，导致了 RRD 的发生。由于大部分裂孔较小，且有玻璃体覆盖，即使发生视网膜脱离后，数月甚至数年后会累及黄斑部，因此病程较长。

（2）FEVR 相关性 RRD 视网膜裂孔以小圆形萎缩孔为主

在 FEVR-RRD 患者中，71.1% 出现小的视网膜圆形萎缩孔，偶见马蹄形和巨大视网膜裂孔（分别占 22.2% 和 6.7%）。视网膜裂孔多为颞侧圆形萎缩孔。对于不同裂孔类型，可能与 FEVR 的严重程度、视网膜血管发育程度及玻璃体液化程度有关（图 3-12）。

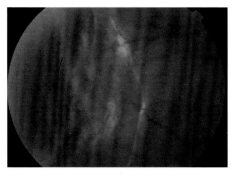

患者，男，13 岁，右眼孔源性视网膜脱离，颞侧可见视网膜小圆孔（红箭头）。

图 3-12　FEVR-RRD 患者的小圆形萎缩孔

（3）FEVR 相关性 RRD 中视网膜下增生条索发生率高

笔者统计发现 44.4%FEVR-RRD 患眼合并视网膜下增生，可能原因是视网膜裂孔多为格子样变性区内萎缩孔，液化的玻璃体通过裂孔进入视网膜下的速度较慢，视网膜下液不断被吸收，纤维组织沉积，从而形成视网膜下增生（图 3-13）。

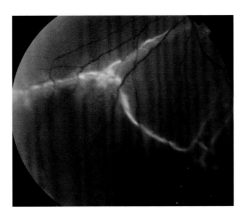

患者，女，16 岁，左眼 FEVR 相关孔源性视网膜脱离，可见大量视网膜下增生条索。

图 3-13　FEVR-RRD 病程发展慢，视网膜下增生明显

20. 既然 FEVR–RRD 特征不特异，如何判断与 FEVR 相关？

确实，发病年龄、视网膜小圆孔、无明显增生性玻璃体视网膜病变（proliferative vitreoretinopathy，PVR）都不是 FEVR-RRD 特异的体征，而是所有儿童视网膜脱离的共同特征。那如何才能判断患儿视网膜脱离是否与 FEVR 相关呢？临床上，如何才能提高 FEV-RRD 的诊断率呢？简单易行的方法包括：

（1）看对侧眼：FEVR-RRD 诊断的最佳突破口

要特别注意 FEVR-RRD 对侧眼通常存在视网膜血管异常改变。笔者研究显示：FEVR 相关性 RRD 患眼均可见颞侧周边部圆形萎缩孔伴或不伴有格子样变性。所有 FEVR-RRD 患者对侧眼都会出现血管增多、变直，无血管区等典型 FEVR 样改变。

在 3/4 患者中可见周边部血管渗漏，50% 患者中可见典型格子样变性、局部视网膜变薄，甚至出现干孔；另有 50% 患者出现玻璃体增生、牵引。因此，这部分患者对侧眼都是视网膜脱离高危眼，若能及早发现，准确治疗，就能够避免发展为视网膜脱离。

（2）详细全面的眼底检查对 FEVR 诊断必不可少

部分 FEVR 患者或者先证者家属因其视网膜后极部或黄斑部正常，并无症状，但视网膜周边通常存在异常病变。因此，对 FEVR 患者，详细的眼底检查必不可少。视网膜血管 - 无血管交界区可见致密透明组织，通常是早期 FEVR 患者特征性的眼底改变。检眼镜下可以观察到视网膜血管陡直、分支增多，视网膜周边无血管区后方血管呈刷状、血管交错、动静脉短路。周边无血管区透明组织常合并视网膜格子样变性和（或）视网膜裂孔。

视网膜新生血管常以扇贝样形态出现在周边视网膜血管末端（图 3-14），纤维新生血管膜收缩牵拉视盘或黄斑不同程度向颞侧移位，皱襞自视盘发出，终止于颞侧周边视网膜或颞侧晶体后（图 3-15）；随着病情进展，视网膜出现不同程度的脱离及视网膜下渗出，累及或不累及黄斑；由于视网膜牵拉的影响，鼻侧视网膜血管出视盘后先向颞侧走行，继而折返走向鼻侧，故鼻侧周边部也会出现无血管区，可伴或不伴视网膜渗出或视网膜下液。在疾病终末期视网膜全脱离，可呈闭合漏斗状，视网膜组织甚至紧贴于晶状体后。

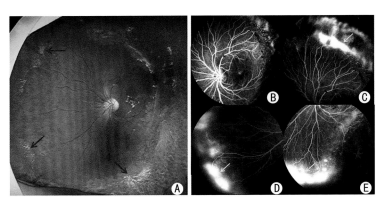

A：FEVR 患者左眼 SLO 眼底图片，视网膜血管周边可见新生血管芽呈扇贝样（红箭头）；
B ～ E：FFA 检查可见视网膜血管分支增多、新生血管明显渗漏（黄箭头）及无血管区（☆）。

图 3-14　FEVR 患者视网膜新生血管呈扇贝样

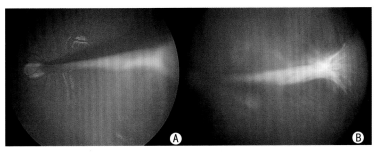

A：聚焦于视盘，可见视网膜血管走行异常，颞侧视网膜皱襞形成。B：聚焦于晶状体后，可见
周边部视网膜皱襞连于晶状体后。

图 3-15　FEVR 患者颞侧视网膜皱襞连于晶状体后

（3）看造影：荧光素钠造影检查对 FEVR 诊断至关重要

由于大部分轻症 FEVR 患者后极部视网膜并无异常，眼底检查往往容易漏诊，眼底镜下周边部表现又不具备特异性，必要时可进行 FFA 检查。FFA 目前是 FEVR 诊断的金标准，能有效评价周边部血管形态、走行和功能，明确血管是否存在活动性渗漏。

在 FFA 上，视网膜血管 – 无血管区的分界明显、视网膜毛细血管呈毛刷状（图 3-16）、微血管瘤可伴或不伴荧光素渗漏，视网膜内或下出血、渗出可遮蔽荧光；颞侧周边部视网膜血管表现为"V"征、僵直，可呈现柳条样改变，在 FFA 上尤为明显；视网膜周边新生血管渗漏明显；FEVR 眼底颞侧出现特征性视网膜皱襞，FFA 上表现为镰状折叠的视网膜组织，内有拉直的视网膜血管分布，皱襞周围有明显视网膜色素上皮（retinal pigment epithelial，RPE）损害，伴或不伴荧光素渗漏（图 3-17）。晚期视网膜全脱离，视网膜组织贴于晶状体后，FFA 上通常表现为晶状体后的强荧光纤维血管组织，其上可见粗大血管（图 3-18），如存在视网膜脱离或视网膜下渗出，晚期表现为荧光素积存。

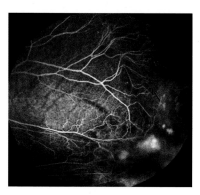

图 3-16　FFA 显示 FEVR 视网膜周边部无血管区，毛细血管扩张呈毛刷样排列（红箭头）

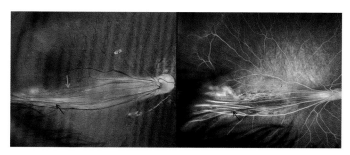

图 3-17　FEVR 的视网膜皱襞（红箭头）及其视网膜色素上皮损害（蓝箭头）

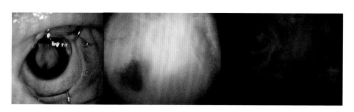

图 3-18　FEVR 晚期牵拉性视网膜脱离的 FFA

　　值得注意的是，FFA 对终末期 FEVR 的诊断无特异性。此时，行 B 超、CT 和 MRI 检查，可鉴别晚期 FEVR 与视网膜母细胞瘤。若 B 超或 CT 上可见明确的钙化病灶，应注意视网膜母细胞瘤的可能。

　　对于存在荧光素钠过敏或者全身疾病，无法接受全身麻醉镇静下静脉注射荧光素钠进行视网膜血管造影检查者，可考虑给予口服荧光素钠配制溶液后进行检查。成人或青少年儿童可配合者，口服造影剂后即可接受常规造影设备或 SLO 的拍摄，能清晰记录视网膜血管充盈状态及病灶情况；婴幼儿患者只要可以耐受眼底广域成像系统（RetCam Ⅱ 或 Ⅲ），均可以在喂服造影剂后在 FFA 模式下拍摄并记录影像。笔者团队在临床诊疗工作中采

用此种方法均获取到了有效眼底造影图像，指导临床诊疗，无一例发生过敏等不良反应。（图 3-19 ～图 3-21）

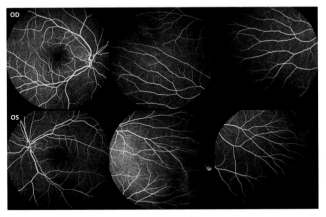

患者，男，5 岁，皮试荧光素钠过敏，口服造影剂后清晰可见双眼颞侧视网膜血管分支增多、陡直，无明显荧光素渗漏，周边可见无血管区。

图 3-19　FEVR 口服造影剂后图像（激光光源共焦同步造影）

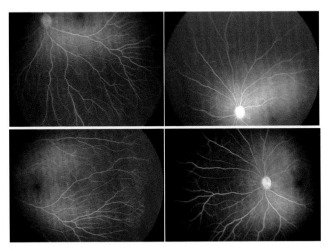

患儿，男，6 月龄，右眼视网膜全脱离，左眼视网膜血管分支增多，颞侧血管末梢可见典型毛刷样改变，周边可见无血管区，血管无渗漏。

图 3-20　FEVR 口服造影剂后图像（眼底广域成像系统）

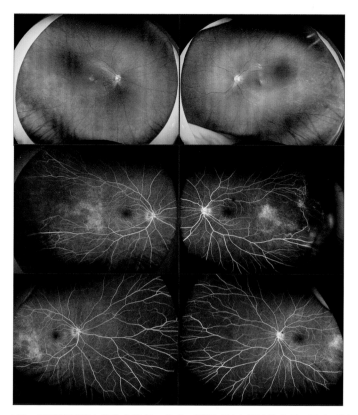

患儿，男，5 岁，双眼视网膜血管分支增多、变直，颞侧可见血管异常交通，周边可见无血管区，血管无明显渗漏。

图 3-21　FEVR 口服造影剂后影像（激光扫描检眼镜）

（4）基因筛查：助力疾病诊断

基因治疗时代已到，基因筛查可助力疾病诊断。我们的研究显示，在 FEVR-RRD 的患者中，致病基因阳性率约 38.9%，其中 *LRP5* 基因突变最常见，占 25.9%，*FZD4* 突变约占 7.4%，*TSPAN12* 突变导致的 FEVR 约占 5.6%。而 *NDP* 基因突变临床多表现为出生前就已存在或出生后不久出现双眼视网膜皱襞，部分患儿很快发生全视网膜牵拉性脱离，基本不出现 RRD 的表型。

21. 除了 FEVR，儿童 RRD 还要考虑什么？

1965 年，Stickler 等报道了一个同时有眼部、面部、腭部和骨骼变化的家系，并将此病命名为 Stickler 综合征。后来研究显示，听力损害和脊椎发育不良也是该病的临床特征。Stickler 综合征是一种结缔组织疾病，眼部主要表现为先天性近视和视网膜脱离。巩膜、玻璃体胶原结构异常是眼部表现的发病机制。根据临床表现不同 Stickler 综合征可分为 3 型：Ⅰ 型 Stickler 综合征最常见，表现为玻璃体膜样改变，与编码 Ⅱ 型胶原的 *COL2A1* 基因突变有关。Ⅱ 型 Stickler 综合征则表现为玻璃体串珠状改变，与编码Ⅺ型胶原的 *COL11A1* 基因突变有关。Ⅲ 型 Stickler 综合征目前认为由 *COL11A2* 突变引起，无眼部表现，仍有待进一步研究。Stickler 综合征是儿童非外伤性 RRD 的主要原因，发生率为 10% ～ 73%，是西方人群中儿童视网膜脱离的首要原因。在我国，根据中山大学中山眼科中心 2014—2019 年的儿童 RRD 前瞻性研究显示：FEVR 是首位原因，占 27.7%，Stickler 综合征紧跟其后，占儿童 RRD 的 9.8%。

需注意的是，与 Stickler 综合征相关的 RRD 具有以下特点。①发病年龄早。通常在 10 岁以内就有发生视网膜脱离的巨大风险。②发生巨大裂孔的可能性非常高。在这类患者中，其锯齿缘是发育不完全的，锯齿缘处的黏合力弱，加上玻璃体液化的影响及多种因素综合作用，即使在一个纤弱外力作用下，甚至无任何诱因，就容易发生大范围锯齿缘截离（有时是 360°）。
③双眼 RRD 也是 Stickler 综合征视网膜脱离的一个常见特征，占
39%～51%。因此，必须对双眼进行详细检查。

此外，在儿童 RRD 中还需注意的疾病是马方综合征
（Marfan's syndrome）。马方综合征是一种常染色体显性遗传的先
天性中胚叶发育不良性结缔组织病，会影响眼部、心血管和肌
肉骨骼系统，与 15 号染色体长臂上的纤维蛋白 1 基因（fibrillin
1，*FBN1*）突变有关。该综合征引起的眼部变化广泛，包括晶状
体异位、虹膜、睫状体异常和近视。其发病机制在于纤维蛋白缺
陷，纤维蛋白是细胞外基质中微丝组装的重要组成部分，广泛
分布于眼内，如筛板、巩膜或脉络膜和 Bruch 膜等。马方综合征
眼外表现包括有四肢长，特别是手指和脚趾；患者身高较同龄
者高；韧带、肌腱和关节囊导致关节松弛和过度伸展。该综合
征的心血管表现为主动脉扩张和夹层动脉瘤，可能危及生命。
60%～70% 的患者伴有心脏瓣膜问题，如二尖瓣脱垂等。

马方综合征最常见的眼部表现是晶状体脱位，多朝向颞上
方，占 50%～80%。视网膜脱离是马方综合征最严重的眼部并
发症，发病率为 8%～25%。大多数患者在年轻时就出现视网膜
脱离，平均年龄为 20 岁。马方综合征患者双侧视网膜脱离发生
率极高，可达 70%。其视网膜脱离发病机制与玻璃体后脱离、近
视程度密切相关，无晶状体眼是其高危因素。

参考文献

1. CHEN C, LIU C, WANG Z, et al. Optical coherence tomography angiography in familial exudative vitreoretinopathy: clinical features and phenotype-genotype correlation. Invest Ophthalmol Vis Sci, 2018, 59（15）: 5726-5734.

2. READ S P, AZIZ H A, KURIYAN A, et al. Retinal detachment surgery in a pediatric population: visual and anatomic outcomes. Retina, 2018, 38（7）: 1393-1402.

3. NAOKO A, SHUICHI Y, ITSURO T, et al. Surgical outcomes in juvenile retinal detachment. Jpn J Ophthalmol, 2001, 45（4）: 409-411.

4. LAURENTINO B N, ARTHUR S, IURI D. Familial exudative vitreoretinopathy（FEVR）associated with Infantile osteoporosis: case report. Arq Bras Oftalmol, 2009, 72（2）: 257-260.

5. CHEN C, WANG Z, SUN L, et al. Next-generation sequencing in the familial exudative vitreoretinopathy-associated rhegmatogenous retinal detachment. Invest Ophthalmol Vis Sci, 2019, 60（7）: 2659-2666.

6. TIAN T, CHEN C, ZHANG X, et al. Clinical and Genetic Features of Familial Exudative Vitreoretinopathy with Only-Unilateral Abnormalities in a Chinese Cohort. JAMA Ophthalmol, 2019, 137（9）: 1054-1058.

7. AGARKAR S, GOKHALE V V, RAMAN R, et al. Incidence, risk factors, and outcomes of retinal detachment after pediatric cataract surgery. Ophthalmology, 2018, 125（1）: 36-42.

8. DONOSO L A，EDWARDS A O，FROST A T，et al. Identification of a stop codon mutation in exon 2 of the collagen 2A1 gene in a large stickler syndrome family. Am J Ophthalmol，2002，134（5）：720-727.

9. ANG A，POULSON A V，GOODBURN S F，et al. Retinal detachment and prophylaxis in type 1 Stickler syndrome. Ophthalmology，2008，115（1）：164-168.

10. DODEN W，SCHMITT H. Peripheral retinal giant tears with folded retina. Ber Zusammenkunft Dtsch Ophthalmol Ges，1977，74：369-370.

11. SHARMA T，GOPAL L，SHANMUGAM M P，et al. Retinal detachment in Marfan syndrome：clinical characteristics and surgical outcome. Retina，2002，22（4）：423-428.

12. LI C，DING X，SI Y. Surgery treatment of retinal detachment with Marfan syndrome. Yan Ke Xue Bao，2001，17（2）：130-132.

13. HUANG Y C，CHU Y C，WANG N K，et al. Impact of Etiology on the Outcome of Pediatric Rhegmatogenous Retinal Detachment. Retina，2019，39（1）：118-126.

14. CHEN C，HUANG S，SUN L，et al. Analysis of etiologic factors in pediatric rhegmatogenous retinal detachment with genetic testing. Am J Ophthalmol. 2020，218：330-336.

与时俱进：多模式影像下的 FEVR 新发现

　　进入 21 世纪后的这 20 年，眼科影像日新月异，新技术、新方法层出不穷。随着眼底影像学检查方法的快速发展，我们得以从不同侧面了解眼底不同范围、不同层次、不同部位的解剖结构和功能变化，如超广角激光扫描检眼镜（scanning laser ophthalmoscope，SLO）、广域光学相干断层扫描（wide-field optical coherence tomography，WF-OCT）、广域荧光素眼底血管造影术（WF-fluorescein fundus angiography，WF-FFA）、彩色多普勒显像（color Doppler imaging，CDI）、OCT 血流成像（OCT angiopraphy）等多种影像检查互相结合补充，使得我们对 FEVR 的病理机制等又有了进一步的认识。本章重点介绍近 5 年多种"新影像"给 FEVR 这一"老疾病"带来的新进展和新理解。

22. 频域 OCT：FEVR 中心凹发育不良常见

黄斑中心凹发育不良是一种眼底先天性异常，部分影响中心视力，严重者常伴有眼球震颤，由于多见于小儿，常延误诊治至学龄前检查视力或入学时才被发现。中心凹发育不良分为 4 级，见表 4-1、图 4-1。

表 4-1 中心凹发育不良分级

	1 级	2 级	3 级	4 级
a. 外丛状层外凸（extrusion of plexiform layers）	–	–	–	–
b. 中心小凹（foveal pit）	+	–	–	–
c. 外节延长（OS lengthening）	+	+	–	–
d. 外核层增宽（ONL widening）	+	+	+	–

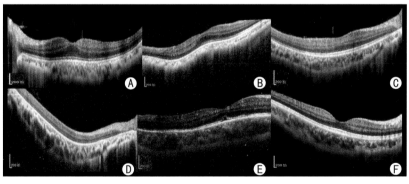

A：1 级黄斑发育不良，未见外丛状层外凸，但中心小凹可见，外节可见延长，外核层可见增宽。B：2 级黄斑发育不良，未见外丛状层外凸，中心小凹浅甚至不明显，但外节可见延长，外核可见增宽。C：3 级黄斑发育不良，未见外丛状层外突，无中心小凹，外节未见延长，但外核层可见增宽。D：4 级黄斑发育不良，未见外丛状层外突，无中心小凹，外节未见延长，外核层未见增宽。E：非典型黄斑发育不良，以椭圆体带中断为特征。F：正常的黄斑微结构。

图 4-1 FEVR 黄斑发育不良 OCT 改变

笔者所在研究组率先对 FEVR 视网膜黄斑区微结构进行了观察。采用高分辨率频域 OCT 或时域 OCT 进行观察，发现部分 FEVR 患者存在黄斑部发育不良，主要表现为中心凹视网膜增厚、中心凹内层视网膜不退化、外层交叉区（interdigitation zone，IZ）不明显或者 COST 层缺如。结果还显示，FEVR 患者往往中心凹 [视网膜内层厚度（inner retinal thickness，IRT）较厚，内层视网膜未退。IRT 是指视网膜内界膜（inner limiting membrane，ILM）与内核层外缘之间的距离] 与 FAZ 面积呈负相关。推测其发病机制可能与黄斑发育期内视网膜血管发育异常有关。

值得注意的是，黄斑部发育不良并不是 FEVR 的特异性表现，可见于 FEVR、ROP、Stickler 综合征、白化病、先天性无虹膜等多个疾病，特别在儿童视网膜疾病中常见。

23. OCT 血流成像：FEVR 黄斑部 FAZ 异常

OCTA 是一种快速、无创的新型血管成像技术，可获得视网膜不同深度血管组织的高分辨率图像，因此可以在视网膜不同深度显示血管组织的微血管变化。故可用于发现早期糖尿病视网膜病变、年龄相关性黄斑变性、黑色素细胞脉络膜肿瘤和遗传性疾病。我们通过 OCTA 获取以黄斑中心凹为中心的 3 mm × 3 mm 范围的视网膜血管图像，发现 FEVR 患者 FAZ（中心凹无血管区）较小，在 FAZ 周围的浅层和深层毛细血管密度均降低。部分 FEVR 患者黄斑中心凹无血管区（foveal avascular zone，

FAZ）形态正常，约占 60%，但部分 FEVR 患者 FAZ 明显异常，可分为 FAZ 消失型、FAZ 血管跨越型、FAZ 偏小型（图 4-2）。其中 FAZ 消失型黄斑区 FAZ 不可见，黄斑中心凹形似蜘蛛网；血管跨越型黄斑区 FAZ 区域有血管横跨；偏小型黄斑区 FAZ 面积小于平均值。我们对黄斑区微血管结构改变的表型 – 基因型相关性进行了初步研究，研究结果显示，*LRP5* 基因突变所致的 FEVR，仅少部分患者出现黄斑中心凹微结构异常（约 25%），而 *TSPAN12/FZD4* 突变所致的 FEVR，黄斑区微结构异常的比率较高（＞ 75%）。上述发现提示了 *LRP5* 基因突变引起的 FEVR 的原理可能与其他几个基因不同，表型轻，而 *TSPAN12/FZD4* 引起的表型重。

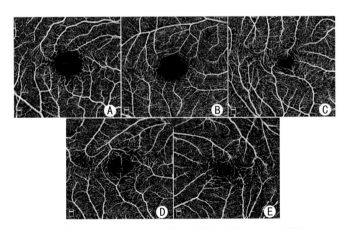

A：正常对照的 FAZ（男，26 岁），FAZ 的边缘呈圆形且规则，FAZ 面积为 0.362 mm²。B：大多数 FEVR 的 FAZ 无明显改变，FAZ 面积为 0.360 mm²（女，33 岁）。C：小 FAZ 的 FEVR 患者，小 FAZ 定义为面积＜ 0.18 mm²，FAZ 面积仅 0.163 mm²（男，32 岁），显然比正常对照组小。D：黄斑区有血管横跨的 FAZ 的 FEVR 患者（男，29 岁）。E：无 FAZ 的 FEVR 患者（男，8 岁），OCTA 上未发现 FAZ。

图 4-2 FEVR 的黄斑 FAZ 的 OCTA 表现

24. 彩色多普勒：FEVR 眼部循环异常

有研究发现，FEVR 患儿的视网膜中央动脉（central retinal artery，CRA）收缩期峰值速度（peak systolic velocity，PSV）、舒张末期速度（end diastolic velocity，EDV）均低于正常对照组，而阻力指数（resistance index，RI）则高于对照组。这意味着 FEVR 患儿视网膜容易出现血流灌注不足，进而诱发缺血、缺氧问题，在眼底往往表现为微血管瘤，甚至棉絮斑，如此恶性循环，从而诱发血栓形成，血流灌注日益下降，进一步促使新生血管的出现。在此过程中，视网膜的细胞通透性日益上升，渗出及纤维增生导致视网膜病变发展为增生型。血流动力学改变是视网膜病变的重要影响因素，所以动态检测患儿的血流状态，分析视网膜血液循环的功能变化，对早期诊断及避免 FEVR 视网膜病变的日益恶化有重要的临床价值。

25. 广域眼底照相：TEMPVIA 是诊断 FEVR 的无创新方法

广域激光扫描检眼镜是一种非侵入性眼底筛查影像技术。其工作原理是利用横向椭圆镜在 0.2 秒内产生高分辨率超广域视野（ultra-wide-field，UWF）图像，水平范围为 200°，垂直方向为 170°。

UWF-SLO 特别适合 FEVR 的早期筛查和儿童 FEVR 的诊断。如仅有周边部视网膜异常的早期 FEVR 或儿童 FEVR 患者的筛查，有利于揭示疾病早期视网膜周边病灶，为 FEVR 疾病的早期诊断和治疗提供了极大帮助。赵培泉教授对 43 名无症状 FEVR 患者的 86 眼进行研究，以 FFA 为金标准，探究 UWF-SLO 对于早期无症状 FEVR 患者眼部阳性体征的判定，发现 UWF-SLO 诊断 FEVR 的敏感性和特异性高达 93.0% 和 97.5%（图 4-3）。

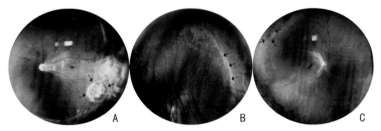

A: 颞侧红箭头代表铺路石样变性。B: 颞侧红箭头代表嵴样改变。C: 颞侧红箭头代表视网膜圆孔。

图 4-3　FEVR 的 SLO 眼底图

笔者从广域眼底照相上观察到，轻中度 FEVR 颞侧视网膜改变不仅仅只有周边部的"V"征（即"V"形的有血管和无血管区交界线），而是在颞侧中周部视网膜有一个类似三角形的区域，将它命名为颞侧中周部玻璃体视网膜交界面异常（temporal mid-peripheral vitreoretinal interface abnormality，TEMPVIA）。TEMPVIA 的后界（红箭头）表现为钝角形（图 4-4A）或锐角形（图 4-4B）视网膜上灰白色突起，尖端总是指向黄斑，前界（白箭头）实际上就是前面提到的"V"形有血管和无血管区交界处。因为钝角形、锐角形后界在 FFA 上分别表现为无荧光素渗漏和有荧光素渗漏，可用来区分 TEMPVIA 轻型和重型（图 4-5）。渗漏明显时需要激光治疗。用 TEMPVIA 做诊断试验的阳性率为 90%、敏感性为 91.5%、特异性为 98.8%。

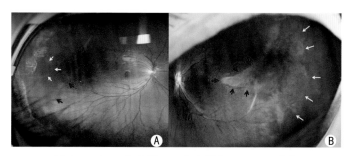

图 4-4　FEVR 在广域 SLO 上表现为 TEMPVIA 改变

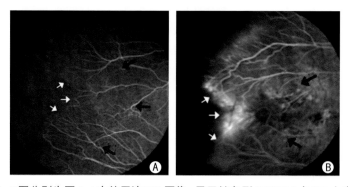

图 4-5　A、B 图分别为图 4-4 中的周边 FFA 图像，显示钝角形 TEMPVIA 中 FFA 上未见渗漏，相反，锐角形 TEMPVIA 中则见大量活动性血管渗漏，需要行视网膜光凝治疗。

该检查在临床应用的主要特点：①耗时短，对被查者合作程度要求低，适用于年幼儿童，一般 3 岁以上儿童即可配合。②所得图像直观，反映视网膜全貌，比较适合 FEVR 儿童的检查。③适用于 FEVR 筛查时对患儿父母进行初步 / 快速筛查，能较快地明确 FEVR 临床诊断，对进一步是否需要进行基因诊断，是否需行 FFA 检查的判断帮助大。

26. 广域 OCT：见微知著，揭示 TEMPVIA 微结构改变

OCT 以往主要用来检查黄斑部病变，通过广域 OCT（WF-OCT）对 FEVR 患者视网膜中周部和周边部进行检查，发现所有 FEVR 患者在 WF-OCT 上均有异常，包括多种玻璃体视网膜改变，如后极部玻璃体视网膜界面可观察到黄斑玻璃体牵引和视盘周围玻璃体后脱离（posterior vitreous detachment，PVD）和视网膜渗出。黄斑中心凹发育不良常见，甚至出现椭圆体带或交叉区带断裂。周边部出现嵴样改变，WF-OCT 显示其本质为视网膜劈裂（图 4-6）；"V"征并非简单的"V"形改变，也不仅仅是有血管区和无血管区的交界。颞侧视网膜可分为 3 个区，即正常区、增厚区及变薄区。增厚区内视网膜可见不同程度的劈裂，大量玻璃体视网膜牵引，此区域内视网膜血管走行异常、渗漏，可见新生血管。在变薄的视网膜区域中，可出现视网膜铺路石样变性、格子样变性、格子样变性相关视网膜裂孔等（图 4-7，图 4-8）。

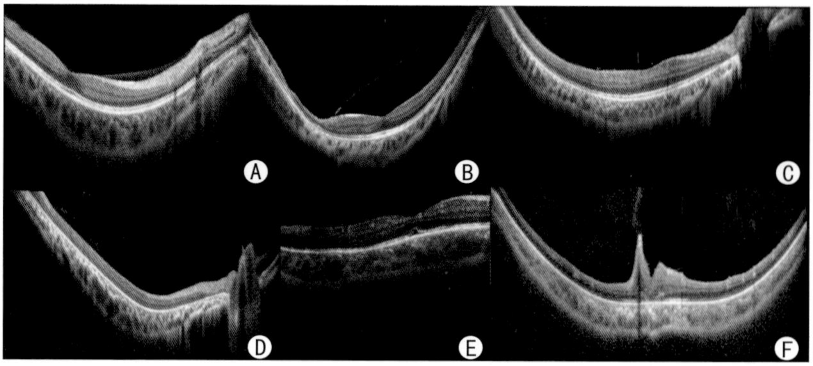

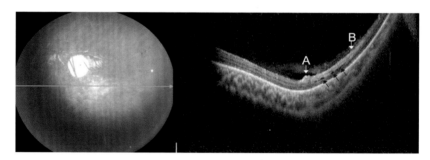

A～D：黄斑发育不良 1～4 级。E：黄斑中心凹椭圆体带及交叉区带缺失。F：黄斑区视网膜皱襞。

图 4-6　FEVR 的黄斑部表现

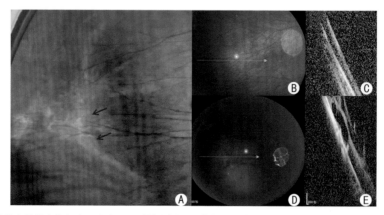

"V"征后缘视网膜突然增厚（A）继而突然变薄（B），伴视网膜劈裂（红箭头）。

图 4-7　FEVR 的 TEMPVIA 改变

红箭头代表嵴样改变（A）。通过 OCT 对周边视网膜（B、D）扫描，可见周边部视网膜劈裂（C、E）。

图 4-8　周边部视网膜改变的微结构

近年来，随着眼底多模式影像学的快速发展，我们可以从诸多不同角度了解眼底不同层次、不同部位的解剖结构和功能变化，它们抑或让我们看得更广（如广域眼底照相、广域 OCT），抑或让我们看得更清（如 OCT、OCTA）。通过深入研究，多种影像检查相互结合、相互印证、相互补充，使我们对 FEVR 的发病机制有了更进一步的认识。

参考文献

1. LEPORE D，QUINN G E，MOLLE F，et al. Intravitreal bevacizumab versus laser treatment in type 1 retinopathy of prematurity：report on fluorescein angiographic findings. Ophthalmology，2014，121（11）：2212-2219.

2. HENAINE-BERRA A，GARCIA-AGUIRRE G，QUIROZ-MERCADO H，et al. Retinal fluorescein angiographic changes following intravitreal anti-VEGF therapy. J AAPOS，2014，18（2）：120-123.

3. MATSUSHITA I，NAGATA T，HAYASHI T，et al. Foveal hypoplasia in patients with stickler syndrome. Ophthalmology，2017，124（6）：896-902.

4. WILK M A，MCALLISTER J T，COOPER R F，et al. Relationship between foveal cone specialization and pit morphology in albinism. Invest Ophthalmol Vis Sci，2014，55（7）：4186-4198.

5. CHEN C，LIU C，WANG Z，et al. Optical coherence tomography angiography

in familial exudative vitreoretinopathy: clinical features and phenotype-genotype Correlation. Invest Ophthalmol Vis Sci, 2018, 59 (15): 5726-5734.

6. CHEN C, WANG Z, SUN L, et al. Next-generation sequencing in the familial exudative vitreoretinopathy-associated rhegmatogenous retinal detachment. Invest Ophthalmol Vis Sci, 2019, 60 (7): 2659-2666.

7. CHEN C, SUN L, LI S, et al. Novel variants in familial exudative vitreoretinopathy patients with KIF11 mutations and the genotype-phenotype correlation. Experimental eye research, 2020: 108165.

8. ZHANG T, WANG Z, SUN L, et al. Ultra-wide-field scanning laser ophthalmoscopy and optical coherence tomography in FEVR: findings and its diagnostic ability. Br J Ophthalmol, 2020, 2020-316226.

精益求精：精准医疗时代 FEVR 的诊断

27. 不是所有的早产都是"真早产"（早产史会骗你）

FEVR 与早产儿视网膜病变在临床上难以分辨，均表现为视网膜颞侧的血管发育异常，急性期有分界线 / 嵴样改变、新生血管、玻璃体增生牵引、视网膜脱离、视网膜皱襞等。因为这两个疾病发病机制类似，都是由于视网膜血管发育迟缓引起，只是诱发的原因不同而已。FEVR 是由于基因突变而引起视网膜血管发育迟缓，而 ROP 则是由于早产引起。鉴别两种疾病的最好方法是询问早产史。但需注意的是，不是所有家长回忆的早产史都是真的。一些仅在预产期前一两周出生的婴儿，实际上并不是早产儿。只有 37 周以前出生的方可称为"早产"，这些早产儿往往出生体重在 2500 g 以下，头围在 33 cm 以下。如果出生体重正常，不伴有其他全身情况的话，出现早产儿视网膜病变的概率是极低的。对于胎龄处于 32 周到 37 周的早产儿，需要询问是否伴有其他高危因素，如出生后缺血缺氧性脑病、感染等因素。排除这些缺氧或感染因素外，需特别注意 FEVR 可能。

28. 不是所有早产儿的视网膜病变都叫 ROP（出生史会骗你）

任何年龄的就诊者，在诊断 FEVR 之前，均需询问出生史。

2016 年 WHO 将早产定义为妊娠 20 ～ 37 周分娩，且分为 4 类：超早早产，早产发生在 20 ～ 27^{+6} 周；早早产，早产发生在 28 ～ 31^{+6} 周；轻微早产，早产发生在 32 ～ 33^{+6} 周；近足月产（晚期早产），早产发生在 34 ～ 36^{+6} 周。

2013 年国家卫生和计划生育委员会发布了《儿童眼及视力保健等儿童保健相关技术规范》。该通知要求，出生体重 < 2000 g 的早产儿和低出生体重儿，应当在生后 4 ～ 6 周或矫正胎龄 32 周时，由眼科医生进行首次眼底病变筛查。也就是说，并不是所有早产儿都容易发生 ROP。ROP 发生的真正高危人群是：①胎龄在 32 周以下，也就是超早早产儿和早早产儿；②出生体重在 2000 g 以下；③出生后伴有缺血、缺氧等高危因素。

因此，出生胎龄位于 32 ～ 37 周，出生体重在正常范围的新生儿，眼底出现 ROP 样改变时，需要注意 FEVR 的可能。有效鉴别 ROP 样改变还是 FEVR 对临床治疗和预后判断有重要意义。临床上最简易的方法是检查患儿父亲、母亲，由于外显率高，FEVR 患儿大部分家长均可以找到相关眼底病变，虽然有时他们的视力是完全正常的，甚至连近视都没有。重点关注其周边部改变对快速诊断十分有帮助。笔者曾对 32 例出生体重 2000 g 以上、胎龄 32 周以上，出现了早产儿视网膜病变的患儿及父母进行了详细眼部检查及基因检测，发现有 10 例患儿父亲或母亲出现了不同程度的 FEVR 相关眼底改变，而这 10 例患儿中，有 8 例检测出了 FEVR 相关致病基因，最终确诊为 FEVR 而非 ROP（图 5-1）。

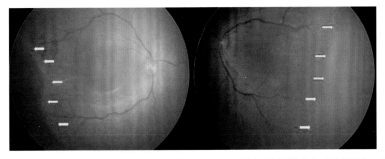

足月男婴，出生 3 天，眼底呈现早产儿视网膜病变改变，颞侧可见嵴样改变（黄箭头），嵴前可见无血管区。

图 5-1　新生儿 FEVR

对于临床上满足以下几个要素的患儿，特别要注意 FEVR 可能：①足月儿，正常出生体重；②出生 48 小时内检查即可见到视网膜病变且无吸氧史的早产儿；③早产儿眼底视网膜病变与 ROP 病程不一致。

29. 阴性家族史并不能排除 FEVR（家族史会骗你）

临床上，当问及 FEVR 患儿家长"家族中有无亲人有类似眼病"时，得到的答案往往是否定的，80% 以上患者自述无家族史。正如 Trese 报道的 145 例 FEVR 患儿中，只有 18% 汇报家族史阳性，另有 19% 汇报家族中有患眼病者，如视网膜皱襞、先天性白内障、斜视或是不明原因引起的视力下降。然而，在我们的临床观察中，对 FEVR 患者直系亲属进一步检查后可以发现，FEVR 患儿的父亲和母亲虽然没有症状，但眼底出现阳性体征的占 80% 以上。因此家属自述的（self-reported）阴性家族史并不能排除此病。

有明确 / 疑似 FEVR 家族史；或直系家属中 FFA 显示典型 FEVR 改变，仅少数患者为散发性。传统意义上 FEVR 的诊断主要依靠典型临床表现、眼底检查及 FFA。眼底筛查是早期发现 FEVR 的重要途径，早期发现、恰当治疗是保持或挽救 FEVR 患者获得较好视功能的关键。FEVR 晚期病变较重，黄斑异位、视网膜向颞侧牵引是该病的可靠证据。视网膜皱襞形成或全视网膜脱离，与许多儿童视网膜疾病，如 PFV、早产儿视网膜病变相似，且易混淆。这种情况下通过回顾其出生史或通过直系家属眼底检查，方可做出诊断。

本病临床表型多样，不同家系临床表型不同，同一家系不同成员之间的临床表型也有很大差异，64% ～ 74% 患者视力好于 0.5，而未经临床确诊。经 FFA 检查后均得到确证，90% 左右家庭中父亲或母亲周边部视网膜有或多或少的眼底病变。若怀疑为 FEVR，应对先证者直系家属进行详细的眼底检查，以期早期发现无症状者。

30. FEVR 诊断金标准：基于临床，综合考虑病史和典型体征

FEVR 的临床表型多样化，发病年龄跨度大，临床的观察和判断最为重要。在明确了出生史和家族史的基础上，结合典型的眼底改变，如双眼对称或不对称地存在周边视网膜无血管区，血管分支多、分布密集，周边部血管呈毛刷状分布等；伴有不同程度的视网膜渗出，或视网膜新生血管，或玻璃体视网膜牵引（视严重程度可表现为黄斑异位、视网膜皱襞、牵拉性视网膜脱离），或相关的并发症（继发性青光眼、并发性白内障、晶状体后纤维增生或眼球萎缩），即可诊断为 FEVR。

31. 基因检测能极大提高 FEVR 诊断准确率

基于 FEVR 是遗传性单基因疾病，基因检测的发展能极大提高诊断准确率，为疾病早期诊断和早期干预提供良好基础。研究表明，在约 50% 患者中可以检测到已知基因的突变。除了 *NDP*

基因是性染色体遗传，其余基因都是常染色体显性遗传。不同基因引起的表型存在很大差异，研究表明 NDP 相关视网膜病变表型重，发病早，预后不良，故基因诊断可以对预后提供一定的参考依据。此外，基因检测技术的推广，为遗传咨询提供了有力证据。全外显子测序技术的快速进展，联合三代试管婴儿技术的推广，为 FEVR 患者优生、优育提供了条件。目前，基因治疗在遗传性视网膜疾病中已有开展，希望不久的将来，FEVR 患者也能得到基因治疗。

32. FEVR 分期：时代在变迁，认知在进步

随着对 FEVR 发病机制和临床表型认识的不断深入研究，FEVR 分期经历了几次演变。

（1）20 世纪 70 年代：FEVR 分为三期

① 1971 年 Gow 和 Oliver 分类法如下。1 期：无症状期。视网膜周边可见非压迫变白、变性，伴玻璃体后脱离，无渗出和异常视网膜血管。2 期：进展期。赤道和锯齿缘之间视网膜血管迂曲、扩张，视网膜下可见渗出、黄斑异位，颞侧周边部特征性纤维血管嵴隆起、颞侧周边局限性视网膜脱离。3 期：并发症期。视网膜全脱离，玻璃体增生，大量视网膜下渗出，角膜带状病变，虹膜后粘连、萎缩，继发性白内障，青光眼和致盲。

② 1980 年 Laqua 结合 FFA 检查进行了改进，提出 FEVR 新

分期，分为 3 期。1 期：无症状期。患者无明显症状，眼底检查可见视网膜周边部存在无血管区、无灌注区，无明显新生血管。2 期：活动期。视网膜周边无血管区出现新生血管，牵拉视网膜黄斑形成黄斑异位，可伴有视网膜渗出。3 期：并发症期。患者视力下降严重，甚至失明；视网膜脱离继发眼前段改变。

（2）20 世纪 80 年代：以无血管区大小分期

1984 年 Miyakubo 等基于视网膜血管生长模式，根据无血管区大小，将 FEVR 分为以下 5 期。1 期（简单期）：颞侧无血管区位于距离锯齿缘＜ 2 DD 范围内，仅有血管扩张、毛细血管小动脉瘤、动静脉交通及血管走行陡直，无新生血管。2 期（弧形）：周边无血管区较 1 期增大，宽度＞ 2 DD，周边部视网膜有血管区和无血管区有弧形分界线。3 期（"V"形）：周边部无血管区更加明显，宽度＞ 2 DD，位于颞侧中线沿子午线分布的"V"形无血管区伴视网膜脉络膜萎缩，颞侧玻璃体脱离。4 期（增生期）："扇贝"样新生血管增生，颞侧多见，牵引黄斑导致异位。5 期（瘢痕期）：睫状体平坦部瘢痕组织呈实性占位性，颞侧多见，无血管 – 血管区分界模糊，出现牵拉性视网膜脱离。

（3）20 世纪 90 年代，FEVR 五期分法

1998 年 Pendergast 等参考早产儿视网膜病变国际分类法中三区五期的分法，提出了更为详细的 FEVR 五期分法。此期分类主要考虑对临床治疗的指导。在此分类法中，提出"视网膜

外新生血管"，即位于玻璃体视网膜交界处向玻璃体腔延伸的视网膜新生血管。

1 期：视网膜周边存在无血管区，但未见明显视网膜外新生血管。2 期：视网膜无灌注区边缘可见新生血管，且新生血管增生明显；2A：不伴视网膜渗出；2B：伴有视网膜渗出。3 期：未累及黄斑的局限性视网膜脱离；3A：以视网膜渗出为主；3B：以视网膜牵拉为主。4 期：累及黄斑部局限性视网膜脱离；4A：以视网膜渗出为主；4B：以视网膜牵拉为主。5 期：全视网膜脱离；5A：开放型漏斗；5B：闭合型漏斗。

（4）21 世纪 FEVR 分期：对治疗的指导意义

2014 年 Kashani 等明确了"视网膜内新生血管"的存在，将其纳入 1 期，区分了渗出（exudation）和渗漏（leakage），得到了 FEVR 的新五期分期法（图 5-2）。

1 期：视网膜周边存在无血管区，或伴有视网膜内的异常新生血管；1A：不伴视网膜渗出或渗漏；1B：伴有视网膜渗出或渗漏。2 期：视网膜周边无灌注区可见位于玻璃体视网膜交界面的视网膜新生血管；2A：不伴视网膜渗出或渗漏；2B：伴有视网膜渗出或渗漏。3 期：未累及黄斑的部分视网膜脱离；3A：不伴视网膜渗出或渗漏；3B：伴有视网膜渗出或渗漏。4 期：累及黄斑的部分视网膜脱离；4A：不伴视网膜渗出或渗漏；4B：伴有视网膜渗出或渗漏。5 期：全视网膜脱离；5A：开放型漏斗；5B：闭合型漏斗。

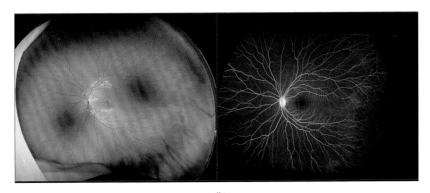

1 期

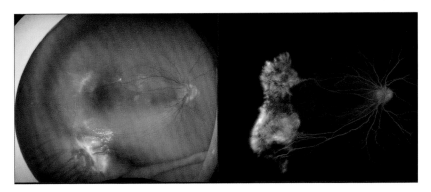

2 期

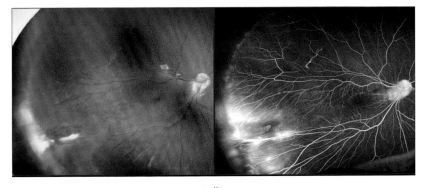

3 期

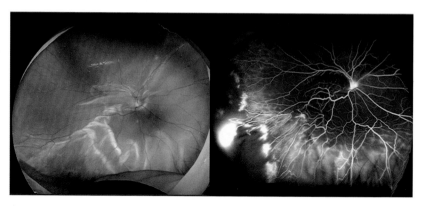

4 期

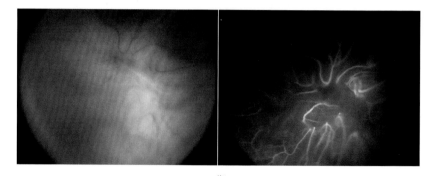

5 期

图 5-2　FEVR 五期分类法（2014 年）

参考文献

1. RANCHOD T M，HO L Y，DRENSER K A，et al. Clinical presentation of familial exudative vitreoretinopathy. Ophthalmology，2011，118（10）：2070-2075.

2. SALVO J，LYUBASYUK V，XU M，et al. Next-generation sequencing

and novel variant determination in a cohort of 92 familial exudative vitreoretinopathy patients. Investigative ophthalmology & visual science，2015，56（3）：1937-1946.

3. KASHANI A H，BROWN K T，CHANG E，et al. Diversity of retinal vascular anomalies in patients with familial exudative vitreoretinopathy. Ophthalmology，2014，121（11）：2220-2227.

4. KASHANI A H，LEARNED D，NUDLEMAN E，et al. High prevalence of peripheral retinal vascular anomalies in family members of patients with familial exudative vitreoretinopathy. Ophthalmology，2014，121（1）：262-268.

5. PENDERGAST S D，TRESE M T. Familial exudative vitreoretinopathy. Results of surgical management. Ophthalmology，1998，105（6）：1015-1023.

6. MIYAKUBO H，HASHIMOTO K，MIYAKUBO S. Retinal vascular pattern in familial exudative vitreoretinopathy. Ophthalmology，1984，91（12）：1524-1530.

7. BOPP S，WAGNER T，LAQUA H. No disorder of arachidonic acid-induced thrombocyte aggregation in familial exudative vitreoretinopathy. Klinische Monatsblatter fur Augenheilkunde，1989，194（1）：13-15.

8. GOW J，OLIVER G L. Familial exudative vitreoretinopathy. An expanded view. Archives of ophthalmology，1971，86（2）：150-155.

9. CRISWICK V G，SCHEPENS C L. Familial exudative vitreoretinopathy. American journal of ophthalmology，1969，68（4）：578-594.

火眼金睛：FEVR 的鉴别诊断

FEVR 存在临床表现多样性，其临床表现与多种其他儿童和成人视网膜疾病相似，包括儿童病变，如早产儿视网膜病变、Coats 病、永存胚胎血管症、色素失禁症等；成人病变，如中间葡萄膜炎、高度近视眼底改变等。以下我们将针对上述疾病的临床特征及主要鉴别要点进行阐述。

33. 殊途同归：与 FEVR 临床表现类似的玻璃体视网膜疾病

（1）Coats 病

Coats 病（Coats disease）又称外层渗出性视网膜病变，以视网膜毛细血管扩张、视网膜下脂质渗出、渗出性视网膜脱离为特征。主要累及视网膜血管的第二、第三级血管分支，病变多以颞侧为主，鼻侧也可出现。视网膜血管迂曲、扩张，可见囊样、梭形或串珠状血管瘤形成，动静脉均可受累，以小动脉最为明显；

可伴有新生血管或血管间异常交通支，晚期大量渗出突破外界膜可引起渗出性视网膜脱离，视网膜呈半球形隆起，严重者视网膜贴于晶状体后（图 6-1）。

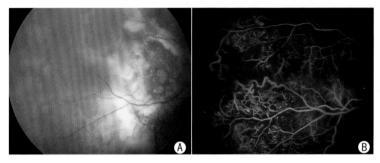

Coats 病的眼底照相与 FFA。A：后极部及各个象限黄白色渗出，以黄斑区为主，血管迂曲、扩张。

B：颞侧视网膜微小血管瘤样扩张、渗漏。

图 6-1　Coats 病常见眼底改变

FEVR 虽然也可引起渗出性视网膜脱离，但会伴有严重的玻璃体增生，呈帐篷状，呈现出牵拉性合并渗出性视网膜脱离的形态。Coats 病多见于男童，女童或成人非常少见，临床表现也往往比男童轻，且预后较好；而 FEVR 虽有一定的性别差异，男比女多，比例为 2 : 1 ～ 3 : 1，但女性也不少见。儿童或青少年 Coats 病患者预后差，倘若不及时治疗，易发展为全视网膜脱离或新生血管性青光眼，少数患者晚期需摘除眼球。Johane M Robitaille 在 16 例 Coats 病患者中进行已知基因的筛查，结果未发现致病性突变，只检测出 *FZD4* 的两个单核苷酸多态性（single nucleotide polymorphisins，SNP）。目前没有 Coats 病存在致病基因的证据。

Coats 病和 FEVR 鉴别要点：

1）发病眼别：90%～95% Coats 病单眼发病。而 FEVR 有时虽双眼不对称，但双眼均累及。

2）眼底及 FFA 改变：FEVR 早期阶段主要是存在视网膜颞侧无血管区，并不会出现血管异常扩张，呈囊样或串珠样病变，晚期玻璃体增生性改变明显。

3）家族史：Coats 病多为散发，无明显家族遗传史。FEVR 为明确遗传性疾病，虽然少部分患者无阳性家族史，但是多数先证者直系亲属眼底筛查，均可发现阳性体征。

（2）永存胚胎血管

PFV 是一种由于胚胎期原始玻璃体、玻璃体血管未正常退化而导致的先天性眼部疾病。部分患者无明显临床症状，散瞳后可见晶状体周边部局限性点状混浊（常位于鼻侧）和（或）玻璃体腔可见连于视盘、悬浮于玻璃体腔的纤细血管或纤维血管条索；大多数患者临床表现为局限性或全晶状体混浊、玻璃体积血、视网膜皱襞（偏鼻侧）、晶状体后纤维血管团块伴牵引性视网膜脱离、小眼球、小角膜、继发性青光眼、眼球萎缩等。该疾病中晚期因牵拉性视网膜全脱离、晶状体全混浊、青光眼等眼部表现与 FEVR 晚期临床表现相同而无法鉴别。该病偶有报道遗传性病例，双眼发病，隐性或显性遗传，目前被报道的基因有 *ATOH7* 纯合突变。也有研究指出 *FZD4* 基因突变所导致的 PFV 临床表现与 FEVR 的临床表现相似。笔者查阅多篇文献后，认为被报道的大部分病例实际诊断是 FEVR 而非 PFV，建议应慎重对待这些文献研究。总而言之，目前还没有发现明确的 PFV 相关基因。

PFV 和 FEVR 鉴别要点：

1）发病眼别：PFV ＞ 95% 单眼发病，但不排除 PFV 双眼对称性发病的可能。与 PFV 相反，FEVR 虽有时双眼不对称，但双眼均发病。

2）性别差异：PFV 发病无性别差异，男女比例接近。FEVR 则以男性患者多见。

3）家族史：与 FEVR 不同，PFV 多为散发病例，即使经详细的眼底检查（如 FFA），PFV 患者的家属眼底也均正常。

4）眼部表现：FEVR 早期阶段主要是存在视网膜颞侧无血管区，颞侧玻璃体增生牵拉形成视网膜皱襞；晶状体混浊通常从颞侧开始；PFV 大部分为悬浮于玻璃体腔、连于视盘和晶状体后囊的血管或纤维血管条索（图 6-2）。

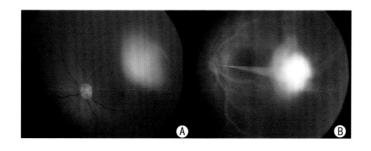

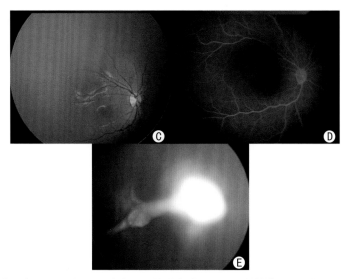

PFV 患者的眼底及 FFA 图。A：患者左眼的眼底彩照，可见晶状体后局限性混浊。B：左眼的 FFA，晶状体后有条索连接于视盘，呈现强荧光。C：对侧眼的眼底彩照，未见明显异常。D：对侧眼的 FFA，未见明显异常。E：不同 PFV 患者的图片，视盘与晶状体之间的视网膜皱襞，其上可见视网膜血管。

图 6-2　典型永存胚胎血管症（PFV）

（3）色素失禁症

IP 也称为 Bloch-Sulzberger 病，多见于女性，是一种 X 连锁显性遗传病，主要表现为神经外胚层发育不良。大多数患者出生时即有典型的皮肤丘疹，主要位于躯干和四肢，在出生后几个月内转变为疣状皮损，随后产生色素沉着，逐渐色素减退。1/3 病例存在与 FEVR 相似的眼部表现，表现为周边部无血管区、视网膜增生，甚至是牵引性视网膜全脱离，但周边部血管变直的概率低，且大部分患者双眼不对称。这些患儿还可能伴有牙齿和指甲畸形、秃发、神经系统异常（发育迟缓、癫痫）等。这种突变对于宫内男性胎儿是致命的，故临床以女性患儿多见，其母多有不明原因流产史。现证实该病主要由位于 X 染色体的 Xq11（IP1）和 Xq28（IP2）突变引起 *IKBKG* 基因突变（旧称 *NEMO* 基因），导致 NF-κB 水平下调引起的。

色素失禁症和 FEVR 鉴别要点：

1）性别差异：女性多见。FEVR 以男性多见。

2）全身表现：四肢和躯干的特征性皮肤表现为皮丘疹、色素增生、沉着等，随着患儿发育会逐渐消失。部分还会伴有头发、牙齿、指甲、神经系统异常等。这是两种疾病最重要的鉴别要点，需要注意的是，随患儿年龄增长，皮肤改变逐渐消退，最终几乎不留痕迹。需要仔细检查头皮（局部少发或秃发），询问既往皮肤病史方能鉴别。

3）眼底改变：色素失禁症患者双眼多数不对称，视网膜血管迂曲、走行不规则，周边部存在大范围无血管区（比 FEVR 大），但血管变直不显著。全周视网膜均受累及（图 6-3）。

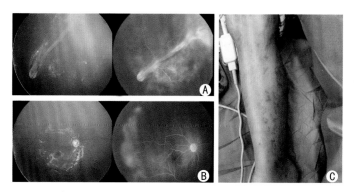

A：左眼眼底视网膜皱襞延伸至颞上方周边，视网膜斑驳状强荧光。B：右眼后极部未见明显异常，颞侧视网膜血管末端可见荧光素渗漏，周边可见无血管区。C：患者下肢皮肤的色素沉着。

图 6-3　色素失禁症患者眼底 FFA 和典型皮损表现

（4）早产儿视网膜病变

ROP 是发生在小胎龄、低体重、不规范吸氧的早产儿的血管增生性视网膜病变。以视网膜血管发育不全、新生血管增生、纤维膜形成、牵拉性视网膜脱离为主要病理特征。ROP 借助于宽视野 FFA 检查可以发现患儿视网膜存在无灌注区及血管发育不完全，无血管区和有血管区的分界处有异常动、静脉吻合，镰状皱襞发生率较 FEVR 低。目前已明确环境因素在 ROP 发生中起主要决定作用，但越来越多证据表明个体遗传背景也有一定作用。目前发现 *NDP*、*FZD4* 和 *LRP5* 基因突变与 ROP 有关的报道，但不能排除携带 FEVR 突变基因的患儿不幸早产，基因与环境因素叠加导致临床表型加重的可能，这种情况下详细检查父母双方眼底对明确诊断至关重要。

ROP 与 FEVR 鉴别要点：

1）病史：ROP 必须要有明确的早产史方能诊断，即出生胎龄 < 32 周，或体重 < 2000 g，或明确吸氧史。无家族史。ROP 病情进展较快，一般在矫正胎龄（postmenstrual age，PMA）36 ~ 37 周出现视网膜新生血管，如不能得到及时诊治，矫正胎龄 41 周左右会出现视网膜脱离。ROP 有明确的时限性，若不发病，通常在矫正胎龄 44 周时视网膜血管长至周边部后就不再发病。FEVR 患者无早产或吸氧史；多数有明确家族遗传史，部分患者呈慢性进行性发展，可发生于任何年龄。

2）眼底 FFA 表现：ROP 的 FFA 表现也与 FEVR 略有不同，

前者血管嵴动、静脉异常吻合多见；归功于 ROP 防治网络的有效建立，多数患儿可得到及时诊治，ROP 晚期病变如视网膜镰状皱襞现在已经不常见。

3）家族史和父母亲眼底表现：ROP 与 FEVR 疾病病理机制相同，均为视网膜血管发育性疾病，临床表现难以区分，早产、低出生体重或吸氧是两者的主要鉴别点。

ROP 患者通常无家族史，患儿父母眼底正常；FEVR 患者少部分有明确家族史，即使部分患儿父母及其他家族成员自觉无症状，进行详细的眼底筛查绝大多数均可发现 FEVR 样眼底改变的阳性体征（图 6-4，图 6-5）。

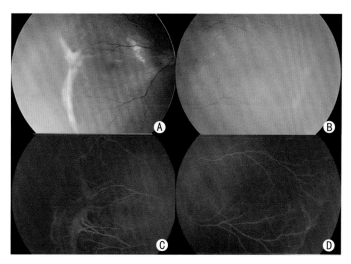

32 周产，吸氧史，出生体重 1900 g，矫正胎龄 38^{+5} 周。A：患儿右眼 ROP 四期病变，嵴牵拉局限性视网膜脱离。B：FFA，视网膜颞侧嵴处血管分支多，纤维增生，周边可见无血管区。C：患儿左眼 ROP 二期改变，嵴样隆起，血管毛刷状改变。D：FFA，颞侧视网膜血管分支末端动静脉交通伴轻微渗漏。

图 6-4　ROP 患者眼底彩照及 FFA 表现

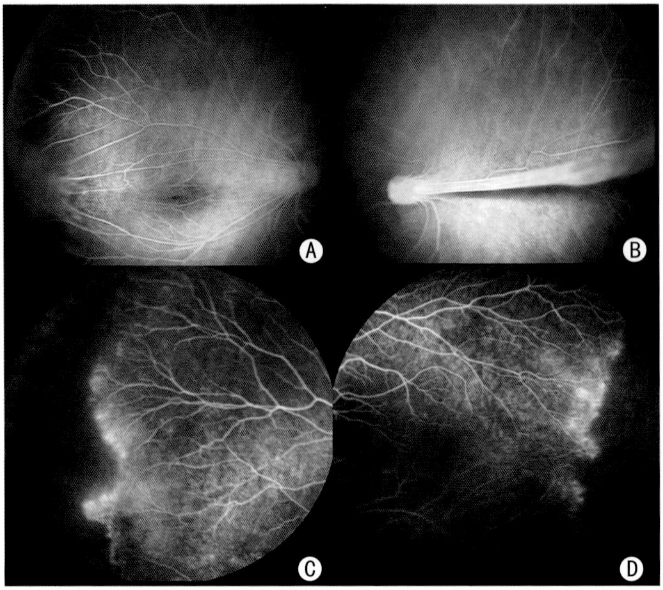

FEVR 患儿及其父亲的眼底 FFA。A：患儿右眼视网膜血管分支多，颞侧纤维增生膜牵拉视网膜血管僵直，视盘、黄斑牵拉，黄斑异位。B：患儿左眼视网膜颞侧被襞，黄斑结构不可见。C、D：患儿父亲右眼、左眼的眼底 FFA，颞侧视网膜血管分支增多，末端呈毛刷状伴荧光素渗漏，周边可见无血管区。

图 6-5　FEVR 患者及家属 FFA 改变

34. 本同末离：与 FEVR 遗传背景相似的罕见综合征

（1）Norrie 病

早期由于检测手段的局限和对疾病认识的限制，很长时间内曾有"先天性视网膜假瘤"（congenital retinal pseudotumor）这一诊断，用来描述临床上表现为视网膜母细胞瘤样改变却又不是肿瘤的病灶。1927 年 Norrie 等首次报道了一种呈 X 连锁隐性遗传的"视网膜先天性假瘤"，后来在 Xp11.4 区域发现了该病的突变基因，为纪念 Norrie，Warburg 等将这种视网膜假瘤伴有进展性耳聋和智力缺陷的疾病命名为"Norrie 病"，这个基因也被称为 Norrie disease protein 基因（NDP），影响 Norrin 蛋白的半胱氨酸结合域（cysteine-knot motif）。Norrin 蛋白的半胱氨酸结合域与 FZD4 编码的 Frizzled-4 的（cysteine-rich domain，CRD）区结合，形成配体 – 受体复合物，激活 Wnt 信号通路。当 NDP 基因突变，Wnt-β-catenin 通路活化受阻。研究表明，Norrin 可能在细胞分裂（增生）、细胞彼此之间的附着（黏附）、细胞运动（迁移）和许多其他细胞活动中很重要。Norrin 是许多蛋白质或配体中的一种，可以与其他蛋白质结合，称为卷曲受体。Norrin 与受体 Frizzled-4（由 FZD4 基因产生）结合，像锁与钥匙一样装配在一起，对视网膜血管发育起调控作用。NDP 突变引起的视网膜病变包括视网膜全脱离、视网膜炎性假瘤，可并发白内障、虹膜粘连、角膜白斑、眼球萎缩等，大部分患者在出生后一年发展为严重的视网膜病变，甚至在出生前已经发生视网膜病变，导致双眼先天盲。50% 的 Norrie 病患者并发进展性神经系统病变，可出现智力低下、发育迟缓、行为异常等表现；约 1/3 患者在 20 岁以后会出现感音神经性耳聋。部分女性携带者也会有眼部病变，可能是 X 染色体不完全失活引起的。

Norrie 病变中 1/4 ～ 1/2 的患者除有视网膜双侧严重发育不

良，眼部特征为裂隙灯下可见明亮的白色隆起肿块，类似于"假瘤"病变（实为脱离的视网膜位于晶状体后）。由于视网膜血管发育重度异常，患儿出生时视力极低或无视力。有30%～50%的患儿伴有智力发育迟缓，同时大部分患儿伴幼年期进行性耳聋。该病起病早，在宫内妊娠晚期通过超声检查即可发现（PMID：30474316）。

FEVR 与 Norrie 病的病理机制相同，临床上通常将伴有眼外改变的多系统疾病称为 Norrie 病，而将不伴有眼外改变的称为 FEVR。一般而言 *NDP* 基因突变所导致的 FEVR 眼部表现通常发病早而且严重，后极部和黄斑均有累及（图 6-6）。

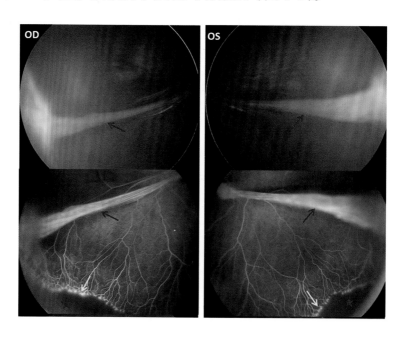

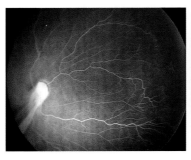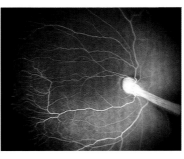

患儿出生后 3 个月发现不能追物来诊。检查发现双眼视网膜皱襞（红箭头）连于晶状体后，FFA 检查可见视网膜血管分支增多，血管末梢渗漏（黄箭头），周边可见无血管区（☆）。双眼球小，右眼轴 15.4 mm，左眼轴 16.6 mm，听力下降。

图 6-6 Norrie 病患儿眼底照相

（2）骨质疏松症 - 假性神经胶质瘤综合征

"假性神经胶质瘤"（pseudoglioma）是另一个曾经用来描述牵拉性全视网膜脱离的名词。骨质疏松症 - 假性神经胶质瘤综合征（osteoporosis pseudoglioma syndrome，OPPG）是一种罕见的青少年骨质疏松和眼部异常的常染色体隐性遗传病，在 1967 年 Saraux 首次提出并描述该病，其典型特征是眼部 FEVR 表现和骨质疏松症。

OPPG 是低密度脂蛋白受体相关蛋白 5 基因（*LRP5*）突变引起的。*LRP5* 基因位于人染色体 11q13.4，编码 LRP5 跨膜蛋白，与 *FZD4* 基因编码的 Frizzled-4 蛋白形成共受体复合物，参与活化 Wnt-β-catenin 信号通路。该基因主要功能包括：参与视网膜血管发育，抑制肠嗜铬样细胞血清素的合成，促进成骨细胞生长和骨形成。在 *LRP5* 基因敲除小鼠模型中可发现视网膜血管发育迟缓。因此，临床上大多数 OPPG 患者表现为严重的双侧视网膜发育不良，视网膜血管纤维增生而导致的先天性盲；骨密度明显减低，2 岁开始出现即便受到轻微创伤就会骨折的现象。

LRP5 不同类型突变可致不同表型，发生在蛋白前段低密度脂蛋白受体结构域（low-density lipoprotein receptor domain，LDLR）的截断或框移突变常可导致严重表型，即以骨密度降低和先天性 / 婴儿期盲为特征的 OPPG；而发生在蛋白末端的截断或框移突变则引起表型较轻的眼部改变，不伴有明显的骨密度降低，临床上就称 FEVR。

（3）小头综合征

小头综合征 [Microcephaly（MIC）syndrome] 曾被称为小头畸形、原发性淋巴水肿、视网膜脉络膜发育不良（microcephaly，primary lymphedema，chorioretinal dysplasia，MLCRD）综合征。1992 年由 Feingold 和 Bartoshesky 首次报道，后又被称为视网膜脉络膜发育不良、小头畸形、精神发育迟滞综合征（chorioretinal dysplasia，microcephaly，mental retardation，CDMMR），可伴或不伴有眼部病变、淋巴水肿或智力发育障碍等。1995 年首次被报道，后来被合并称为小头畸形伴或不伴脉络膜视网膜病变，淋巴水肿，或智力迟钝（microcephaly with or without chorioretinopathy，lymphedema，or mental retardation，MCLMR）。

2012 年 Robitaille 等首次确认驱动蛋白 11（*KIF11*）基因与

MCLMR 有关，*KIF11* 定位于人染色体 10q24.1，全长 6216 kb，*KIF11* 属于驱动蛋白家族一员，与恶性肿瘤新生血管形成有关。最初 MCLMR 眼部病变描述为脉络膜视网膜病变，并没有更详细特异的描述。2014 年 Robitaille 等首次发现在 FEVR 患者中有 *KIF11* 突变，眼部可表现为双眼视网膜皱襞、视网膜脱离、小眼球、小眼角膜、眼球震颤、视神经萎缩、视神经发育不全、远视或近视、并发性白内障、青光眼等。赵培泉教授在 142 例 FEVR 患者中发现 7 例患者携带有 *KIF11* 突变，分别是 p.L171V、c.790-2A ＞ C、p.Q525、p.Q842、p.S936、p.L983fs 及 p.R1025G。这些患者呈现晚期 FEVR 表现（4 期以上），但并不是每一例均有小头征，7 例中仅 3 例有小头征。我们近期通过基因型 - 表型分析发现同一基因突变可有不同临床表现，如一个亲代中携带 p.R1025G 突变仅表现为视网膜周边无血管区和异常血管襻；而另一个携带 p.L983fs 突变的亲代眼部 FFA 无任何异常改变，显示 *KIF11* 可引起眼部和眼外异常表现，小头畸形并不是必备体征，此外部分携带 *KIF11* 基因突变者也可以无异常表型，该基因可能存在不完全外显性（图 6-7）。

FEVR 临床变现多种多样，与多种其他儿童视网膜疾病或综合征的临床表现存在重叠，但如上文所述，每种疾病都具有其特征性表现。因此在 FEVR 的鉴别诊断过程中，需要详细询问病史，仔细进行体格检查，细致筛查家族成员眼部表现，并且辅以必要的影像学检查（如 FFA 和 SLO 等辅助检查手段），才能最终对疾病做出准确的诊断和鉴别诊断。

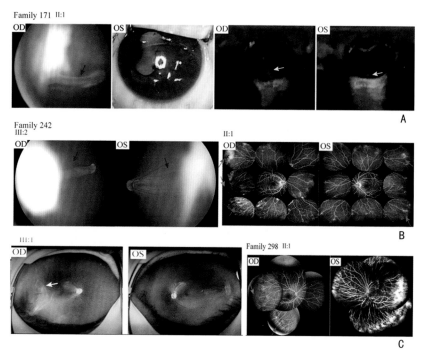

KIF11 基因突变 FEVR 患者不同临床表现。A：男，5 岁（de novo c.494A>G），右眼视网膜皱襞（红箭头）连于晶状体后，左眼虹膜后粘连，彩超可见双眼视网膜牵拉条索（黄箭头）。B：女，6 月龄（c. 567del T），眼底照相双眼视网膜皱襞形成（红箭头）；其父亲 FFA 检查可见双眼周边部血管渗漏（蓝箭头），周边可见无血管区（绿箭头）；其姐姐 SLO 眼底照相可见右眼颞侧中周部可见 "V" 征（白箭头），左眼可见视网膜血管变直及格子样变性。C：男，6 岁 [c. 994A > G（p. Ile332Val）]，右眼周边部视网膜血管分支变直伴渗漏（蓝箭头），周边可见无血管区（绿箭头）；左眼视网膜脱离。

图 6-7 *KIF11* 相关性视网膜病变

图片引自：CHEN C, SUN L, LI S, et al. Novel variants in familial exudative vitreoretinopathy patients with *KIF11* mutations and the Genotype-Phenotype correlation. Experimental eye research，2020，199：108165.

参考文献

1. ROBITAILLE J M，ZHENG B，WALLACE K，et al. The role of Frizzled-4 mutations in familial exudative vitreoretinopathy and Coats disease. Br J ophthal，2010，95（4）：574-579.

2. ROBITAILLE J M，WALLACE K，ZHENG B，et al. Phenotypic overlap of familial exudative vitreoretinopathy（FEVR）with persistent fetal vasculature （PFV） caused by FZD4 mutations in two distinct pedigrees. Ophthalmic Genetics，2009，30（1）：23-30.

3. KARTCHNER J Z，HARTNETT M E. Familial exudative vitreoretinopathy presentation as persistent fetal vasculature. Am J Ophthalmol Case Rep，2017，6：15-17.

4. LIU J，ZHU J，YANG J，et al. Prenatal diagnosis of familial exudative vitreoretinopathy and Norrie disease. Mol Genet Genomic Med，2019，7（1）：e00503.

5. FEINGOLD M，BARTOSHESKY L. Microcephaly，lymphedema，and chorioretinal dysplasia：a distinct syndrome？ Ame J Med Gene Part A，1992，43（6）：1030-1031.

6. LAI M B，ZHANG C，SHI J，et al. TSPAN12 is a norrin co-receptor that amplifies frizzled 4 ligand selectivity and signaling. Cell Rep，2017，19（13）：2809-2822.

7. YANG M，WANG M，LI X，et al. Wnt signaling in cervical cancer? J Cancer，2018，9（7）：1277-1286.

8. JIA L Y, LI X X, YU W Z, et al. Novel frizzled-4 gene mutations in Chinese patients with familial exudative vitreoretinopathy. Arch Ophthalmol, 2010, 128（10）: 1341-1349.

9. LIU H Y, HUANG J, WANG R L, et al. A novel missense mutation of NDP in a Chinese family with X-linked familial exudative vitreoretinopathy. J Chin Med Assoc, 2016, 79（11）: 633-638.

10. CHEN C, LIU C, WANG Z, et al. Optical coherence tomography angiography in familial exudative vitreoretinopathy: clinical features and phenotype-genotype correlation. Invest Ophthalmol Vis Sci, 2018, 59（15）: 5726-5734.

11. CHEN C, WANG Z, SUN L, et al. Next-generation sequencing in the familial exudative vitreoretinopathy-associated rhegmatogenous retinal detachment. Invest Ophthalmol Vis Sci, 2019, 60（7）: 2659-2666.

12. CHEN C, SUN L, LI S, et al. Novel variants in familial exudative vitreoretinopathy patients with KIF11 mutations and the Genotype-Phenotype correlation. Experimental eye research, 2020, 199: 108165.

13. ZHANG T, WANG Z, SUN L, et al. Ultra-wide-field scanning laser ophthalmoscopy and optical coherence tomography in FEVR: findings and its diagnostic ability. Br J Ophthalmol, 2020: biophthalmol-2020-316226.

14. TANG M, DING X, LI J, et al. Novel mutations in FZD4 and phenotype-genotype correlation in Chinese patients with familial exudative vitreoretinopathy. Mol Vis, 2016, 22: 917-932.

15. WANG Z, CHEN C, SUN L, et al. Symmetry of folds in FEVR: A genotype-phenotype correlation study. Exp Eye Res, 2019, 186: 107720.

寻根究底：常见的 FEVR 致病基因

自 FEVR 被发现以来，科学家一直没有停止过寻找 FEVR 致病基因的脚步。最初，学者们通过连锁分析确定了可能相关的基因片段，并分别称之为 *EVR1*（exudative vitreoretinopathy gene 1）、*EVR2*、*EVR3*、*EVR4*。目前，共有 6 个基因被报道与 FEVR 相关，包括卷曲受体 -4（*Frizzled-4*，*FZD4*）、低密度脂蛋白受体相关蛋白 5（low-density lipoprotein receptor-related protein 5，*LRP5*）、四磷酸腺苷 -12（*tetraspanin-12*，*TSPAN12*）、Norrie 病蛋白（norrie disease protein，*NDP*）、驱动蛋白家族成员 11（kinesin family member 11，*KIF11*）和锌指蛋白 408（zinc finger protein 408，*ZNF408*）。其遗传方式包括常染色体显性遗传、常染色体隐性遗传和 X 染色体连锁隐性遗传。前 4 个基因参与 Wnt/Norrin 信号通路，在视网膜血管生成中发挥重要作用（图 7-1）。另外还有 2 个基因 *JAG1* 和 *CTNNB1* 最近刚被发现，相关性正在进一步验证中。

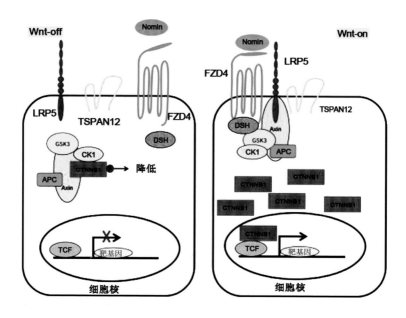

图 7-1 *FZD4*、*LRP5*、*TSPAN12*、NDP 参与 Wnt 通路示意

35. *FZD4*：首个被证实的 FEVR 致病基因

（1）*FZD4* 发现史

FZD4 是第一个被发现的与 FEVR 常染色体显性遗传相关的基因。1992 年 Li 等对两个常染色体显性遗传 FEVR 家系进行分析，并首次将致病基因定位于 11q13-q23 上的 1.55 Mb 的区域，称为 *EVR1* 基因。2002 年 Robitaille 等对 FEVR 家族进行基因定位，他们在 68 个临床诊断为 FEVR 的患者中发现有 11 个先证者携带 *FZD4* 突变，进一步证实 *FZD4* 为 *EVR1* 相关基因。

（2）*FZD4* 定位与功能

FZD4 基因位于染色体 11q14.2，含两个外显子，编码由 537 个氨基酸组成的七跨膜卷曲蛋白 4（Frizzled-4，FZD4）。FZD4 与卷曲家族内其他成员相似，胞外区为高度保守的半胱氨酸富集区，具有与 Wnt 配体特异性结合能力，胞内结构域包含 T-X-VPDZ 连接序列和 KTXXXW 序列。CRD 在卷曲蛋白家族中高度保守，由 10 个半胱氨酸组成，是连接 Wnt 配体的重要位点，也是突变热点。CRD 结构异常，会导致 FZD4 无法正常与配体结合，从而影响 Wnt 通路活化。目前报道的多个错义突变，如 H69Y、M105V、M105T、C106G、M157K、M157V、E180K 等，均位于 N- 末端 CRD 上。

目前已报道 50 余种 *FZD4* 致病性突变，多为杂合突变，仅有 1 例纯合突变报道（R417Q 纯合突变，其父母为杂合突变，有表型但较轻）。Reham 等根据 FZD4 蛋白在细胞内的位置不同，将其分为三种类型：内质网型、细胞膜型及混合型。研究发现，P33S、G36N、M105T、M105V、C181R、C204R、C204Y 和 G488D 等 8 种突变，可导致蛋白错误折叠，使其不能通过内质网应急质量控制机制（stringent ER quality control machinery）而留滞于内质网中，继而被内质网分子伴侣识别为错误折叠蛋白或者异常蛋白亚结构，并通过内质网相关蛋白降解机制（ER-associated protein degradation，ERAD）降解。有趣的是，在细胞中共表达野生型和内质网型突变蛋白，并没有发现两者形成二聚体，也没有发现野生型蛋白留滞的现象，而是在细胞膜上如常表达，说明野生型蛋白的功能不受突变型影响。Robitaille 等观察到，野生型 FZD4 可激活钙敏感酶 CamKII 和蛋白激酶 C（protein kinase C，PKC），两者均为 Wnt/Ca^{2+} 通路组成成分。而一些突变后的蛋白（如 M493_494del 和 L501SfsX533）则无法活化该通路。Qin 和 Xu 等也检测了突变的 *FZD4* 对 Norrin 通路活性的影响，显示 *FZD4* 突变时（如 M105V、M157V、W319X、R417Q），Norrin 活性降低了 30% ~ 95%，进一步证实了 *FZD4* 突变引起 FEVR 的主要致病机制可能与单倍型不足效应有关。

FZD4 中高度保守密码子 69 位于 CRD 区，为卷曲蛋白连接配体的关键结构。这一位点的突变在 FEVR 患者中常见，健康人群中也曾发现 H69Y 突变，但在 FEVR 患者中频率明显高于健康人群，提示存在基因多态性可能。体外试验发现，H69Y 突变型 FZD4 与 Norrin、Wnt 亲和力降低，提示其致病性可能。

（3）*FZD4* 突变与 FEVR

Jia 等对中国人群中 FEVR 患者的 *FZD4* 基因突变进行了研究，他们用一代测序法对临床诊断为 FEVR 的 48 例患者 *FZD4* 编码区域进行了筛查，发现 12 个突变与 FEVR 相关，其中有 9 个是新发现，包括 1 个缺失突变（P14fsx57）、1 个无义突变（S491X）和 7 个错义突变（G22E、E180k、T237R、R253C、

F328s、A339T、13470N），还有 3 个为已报道的 H69Y、M105V 和 W496X 基因位点的突变。值得提出的是：有 2 例患者同时出现了 2 个位点突变，H69Y 和 E180K 或 W496X。该研究证明了 *FZD4* 突变与中国人中约 25% 的 FEVR 家族有关，也表明了 *FZD4* 具有高度多态性。而我们既往研究显示，FEVR 已知致病基因阳性率为 44%，其中以 *FZD4* 最多，约 21%。

少部分患者可携带有 *FZD4* 双位点突变，表型较重。如 Kondo 等报道一名 *FZD4* 双位点突变患者（H69Y 和 G488D），其表型较携带 G488D 单突变患者严重。Li-Yun 等也在两个家系中发现双位点突变，其中一个先证者携带 *FZD4* 双位点错义突变（H69Y 和 E180K），其父携带 H69Y 杂合突变，其母携带 E180K 杂合突变（双亲无临床症状，未行眼底检查）。另一先证者同时携带 H69Y 和 W496X 双突变，其父携带 W496X 单突变（FFA 显示双眼有无灌注区），其母亲、爷爷及叔叔携带 H69Y 突变（母亲双眼有症状，爷爷及叔叔见眼底异常但无症状）。此外，双基因突变也可导致 FEVR 表型加重。Shastry 等在一个 adFEVR 家系中发现双基因突变：*FZD4*（L501fsX533）和凝血因子 V（外显子 10 上的 G > A 突变）。前者位于染色体 11q，后者位于 1q21-1q25，两者并不连锁。凝血因子 V 突变可导致周边视网膜新生血管化及中心静脉血栓形成，两者协同可能严重影响视网膜的正常血管化过程。

笔者查阅了文献，目前仅有一个研究发现 *FZD4* 突变可见于隐性遗传 FEVR 家系中。2004 年，Toomes 等人对 8 个携带 *FZD4* 突变的家系进行系统研究，发现部分携带者没有明显眼部病变，提出 *FZD4* 除显性遗传方式外，还可能存在隐性遗传方式。然而该研究中，并没有对这些临床上诊断为正常的携带者进行详细的眼底荧光造影检查，无法完全排除他们存在轻微视网膜血管发育异常的可能。所以 *FZD4* 是否存在隐性遗传方式，需要进一步研究。

36. *LRP5*：临床表型谱最广的 FEVR 致病基因

（1）*LRP5* 发现史

LRP5 基因突变最初是在患有隐性遗传的骨质疏松症 – 假性神经胶质瘤综合征的患者中发现。该病的典型特征是儿童骨质疏松和 FEVR 样眼部表现。但由于既往眼科检查手段有限，大部分患儿表现为晚期视网膜全脱离、玻璃体腔呈实性增生改变，故早期被描述为神经胶质瘤样改变。其主要致病机制是 *LRP5* 基因不仅参与视网膜血管发育，还在肠嗜铬样细胞中通过抑制血清素的合成来促进成骨细胞和骨形成中起到作用，这导致了大多数 OPPG 患者有严重的双侧视网膜发育不良，同时伴有骨密度明显减低，易骨折。2005 年，Toomes 等在一常染色体显性遗传 FEVR 家系中发现 *LRP5* 基因突变，证实 *LRP5* 为 EVR4 的相关

基因。其后许多研究都证实了 *LRP5* 突变是 FEVR 的一大原因。

（2）*LRP5*：定位与功能

LRP5 基因定位于人染色体 11q13.4，全长 136.6 kb，含 23 个外显子，编码由 1615 个氨基酸组成的单跨膜蛋白，为低密度脂蛋白受体超家族成员。它由三个细胞外 YWTD-EGF 结构域、四个 LDLR 配体连接结构域（LDLR ligand-binding domains）、一个单跨膜结构域及胞质内区域组成。YWTD-EGF 结构域由 5 个 YWTD LDL-B 级重复序列（YWTD LDL-class B repeats）及 1 个非 LDL-B 级重复序列（无 YWTD 序列）组成 β 螺旋结构，并伴随一个类 EGF 结构域。β 螺旋 1 和 β 螺旋 2 是连接 Wnt 或 Norrin 的关键部位。胞质内区域含有一个或多个短信号序列，在受体通过内陷小窝（coated pits）时起作用，与受体介导的内吞作用相关。

LRP5 蛋白在许多组织发育的各个阶段中高表达，包括骨、肝脏、心脏、视网膜、皮肤及胰腺等，并在糖和脂肪代谢中起重要作用。LRP5 蛋白与 FZD4 协同作用，形成共受体复合物，激活典型 Wnt-β-catenin 或 Norrin 通路，诱导目标基因转录。在 *LRP5* 基因敲除的小鼠模型中，发现视网膜血管发育迟缓。

目前共有 80 多种 *LRP5* 基因突变被报道过，其中 26 种突变是过早出现终止密码子，56 种是错义突变，4 种是剪接位点突变。

Xia 等做了一个动物模型实验，发现并证明了 *Lrp5* 对 Wnt-β-catenin 信号传导途径的影响。他们发现 *Lrp5* 突变可以导致实验鼠视网膜血管出现高渗透性改变，并出现和实验人类 FEVR 病理特征相似的改变。该突变为一个单独的核苷酸插入 *Lrp5* 上的编码区上，致使 DNA 核苷酸序列顺势移码，这一移码导致其 C 端附近的 39 个氨基酸被 20 种新的氨基酸所取代，从而影响了 *Lrp5* 的最后 3 个 PPP（S/T）P 的功能，由于该结构对调节 Wnt-catenin 信号传导途径起着关键作用，所以突变的 *Lrp5* 不能调节下游信号。该实验为证明 *Lrp5* 突变影响视网膜血管的发生提供了直接的证据。

Chun-Hong 等观察到 *Lrp5* 纯合突变鼠的视网膜毛细血管网发育不完整，且出现无管腔毛细血管，首次在体外试验中证实了 LRP5 蛋白在视网膜血管发育过程中的重要性。LRP5 蛋白细胞内 C- 末端由 207 个氨基酸构成，包含 5 个对信号传递至关重要的 PPP（S/T）P 序列，通过与 Axin 连接，介导 Wnt 下游信号转导。在 Wnt 通路中，Axin 起支架作用，与 GSK-3β、β-catenin 组成复合物，促进 β-catenin 的 GSK-3β 依赖磷酸化作用。当在 *LRP5* 第 23 个外显子上的密码子 1576 插入核苷酸，使其框移突变，出现提前终止密码子时，会造成 LRP5 蛋白 C- 末端 3 个 PPP（S/T）P 重复序列丢失，致使与 Axin 连接的停泊位点（docking site）消失。LRP5 蛋白无法与 Axin 相连以促进 β-catenin 稳定性，并抑制下游转录因子活化及视网膜血管发育相关基因的表达。

LRP5 在骨骼、眼部血管发育中起重要作用。Chen 等在 lrp5^{-/-} 鼠模型上观察到玻璃体血管残留和视网膜浅层血管发育延迟，视网膜深层血管网缺失，同时伴有骨密度降低。lrp5^{-/-} 鼠视网膜中，多种调控因子改变明显，Cln5 明显下调（参与内皮细胞黏附、迁移，血管腔形成），Slc38a5 出现下调（参与视网膜内谷氨酸的运输），Plvap 明显升高（血管渗透率标志物，含量上升提示血视网膜屏障损伤），Wnt7b 下调（参与巨噬细胞介导玻璃体血管退化过程）。

（3）*LRP5* 与 FEVR

LRP5 由于基因大、突变概率高，双位点突变并不少见。Ping 等在两个 FEVR 家系中发现 *LRP5* 双突变。两名先证者有典型 FEVR 眼底改变，同时合并骨密度降低。其中一位先证者同时携带 A422T 和 Q816P 突变，其父携带 A422T，无临床症状，但 FFA 显示双眼有无血管区，伴骨密度降低；其母携带 Q816P，无临床症状，且 FFA 无明显眼底改变，无骨密度改变。另一位先证者同时携带 L540P 和 T852M 突变，其母亲携带 L540P 突变，无临床症状，经检查发现眼底有病变和骨密度降低。两位先证患儿相对于他们的父母，临床表型更严重。为解释这一临床现象，他们观察了各种突变对 Norrin 通路活性的影响，结果显示 A422T 突变者降低 87%；L540P 突变者降低了 97%；T852M 突变者降低了 94.9%，Q816P 突变者则无明显降低，而 A422T 和

Q816P、L540P 和 T852M 双突变情况下均可见活性降低。A422T 和 L540P 定位于第 2 个 β 螺旋上，进化上呈现高度保守性，而 Q816P 和 T852M 定位于第 3 个 β 螺旋上，该结构可能并无起始两个 β 螺旋重要。Q816P 并无活性明显降低，提示其可能为非致病性。Qin 等也曾报道 LRP5 双位点突变（F617C 和 T535M）病例，突变分别遗传自母亲（携带 F617C 杂合突变，右眼视网膜存在无血管区，伴轻度骨密度降低）和父亲（携带 T535M 杂合突变，无临床症状，无眼底和骨密度改变）。此外，同一课题组还报道了 1 例 LRP5（R444C）和 FZD4（R417Q）双基因联合突变导致的 FEVR 患者，相较于单突变，其功能有显著降低（R444C 降低 45%，R417Q 降低 48%，双突变降低 71%）。

37. NDP：传男不传女的隐性遗传 FEVR 基因

（1）NDP 发现史

在 1927 年，Norrie 等报道了一个呈 X 连锁隐性遗传的"视网膜先天性假瘤"家系。Warburg 之后将这种视网膜假瘤伴有进展性耳聋和智力缺陷的疾病命名为"Norrie 病"。此病女性患者罕见，患者出生时视力极低或无视力。眼部视网膜血管发育异常，表现为晶状体后闪光白色隆起肿块，类似于"假瘤"改变。大部分患者伴有幼年期进展性耳聋，30% ～ 50% 患者伴有智力发育迟缓。直到 1992 年，才在 X 染色体 Xp11.4 区域发现了该病突变基因，命名为 *Norrin disease protein* 基因（*NDP*）。1993 年 Fullwood 等证实 *NDP* 是与 *EVR2* 相对应的致病基因。

（2）*NDP*：定位与功能

NDP 基因位于染色体 xp11.4，长 28 kb，含 3 个外显子，外显子 1 上存在 CT 重复区域及 5' 非翻译区，与调节基因表达相关，但不编码蛋白，仅外显子 2、3 编码蛋白。*NDP* 基因编码由 133 个氨基酸组成的 Norrin 蛋白，为半胱氨酸结（cystine knot）生长因子超家族成员，主要结构：6 分子半胱氨酸组成的典型半胱氨酸结合域，该区域与 *FZD4* 编码的 Frizzled-4 CRD 区相互结合，形成配体 – 受体复合物，从而激活 Wnt 信号通路，当 *NDP* 基因突变时，Wnt-β-catenin 通路活化受阻。与其他半胱氨酸结蛋白不同，Norrin 以头尾相接的形式，通过 3 个二硫键（C93-C95、C95-C93、C131-C131）组成特殊的半圆形同源二聚体，并以此形态参与信号转导。Norrin 对眼、耳、脑部、女性生殖系统内血管发生至关重要，对视网膜神经元有保护作用，且对维持血 – 脑屏障和血 – 视网膜屏障的完整性起关键作用。

现已发现超过 100 种 *NDP* 致病性突变：包括 24 种截断突变，58 种错义突变，6 种剪接位点突变，7 种其他突变。大多数突变导致 Norrie 病，仅有小部分导致 XL-FEVR。导致 XL-FEVR 的突变常发生在残基 41～58（H43R、H42R、K58N、K54N、R41K、C55F、R41T）、残基 121～126（R121Q、R121W）和残基 110

（C110G）这三个区域。据二级结构预测，这些区域定位在半胱氨酸结的重要结构内：残基 41 ～ 58 位于第 1 个 β 螺旋上，残基 121 ～ 126 在第 4 个 β 螺旋上，而半胱氨酸残基 110 参与二硫键形成。发生在此区域的突变，可影响蛋白折叠，从而影响受体的连接。此外，*NDP* 基因突变还被报道出现于 PFV 和 ROP 中，文献中报道了至少 5 种 *NDP* 突变（R41S、Y44X、C96W、L108P、R121W）。这些疾病在病理上存在共同点，如视网膜血管发育迟滞、致周边血管异常、部分发展为全视网膜脱离等终末期病变。由于这几种疾病临床表现相似，主要为位于晶状体后的黄白色增生物，难以分辨，加之由于属罕见病，临床上易误诊、漏诊，笔者认为这些差异很可能是由于临床诊断标准不齐所致。

（3）*NDP* 与 FEVR

Xu 等分析了 18 种与 FEVR 相关 *NDP* 突变，除 L13R（定位于信号肽）外，余突变型均无蛋白产量或分泌效率异常。其中 11 种突变均会引起 Norrin/FZD4 通路活性降低 20% ～ 80%，但 K58N 可使通路活性增高。Qin 检测与 FEVR 和 Norrie 病相关的 *NDP* 错义突变（R41K、K54N、R115L、R121W、A63D、R97P、R121W、K58N），发现 Norrin/FZD4 通路活性下降 17% ～ 96%，但 K58N 表现出活性增高。虽然无任何突变影响 Norrin 二聚化，但 K54N、K58N、R115L 可影响 Norrin 与某些蛋白的连接能力。

Norrin 不同类型突变可能导致不同表型：删除及截断突变

（deletion mutation and truncation mutation）无一例外导致 Norrie 病，错义突变可致 Norrie 病或 XL-FEVR。若突变未影响二硫键，则表型相对较轻。Erika 在两个 Norrie 病墨西哥家系中发现 R41T 突变。有趣的是，之前也有报道突变 R41K 致 XL-FEVR、R41S 致 PFV，但表型较 Norrie 病轻，提示表型严重程度可能与氨基酸替换类型有关，但也有可能是因为临床上对该系列疾病的诊断标准不统一而导致的诊断偏差。

XL-FEVR 为 X 染色体隐性遗传疾病，一般女性携带者表型正常，眼底无异常改变，若出现眼底异常，一般认为可能与 X 染色体失活（skewing of X inactivation）有关。Kondo 等首次报道了 XL-FEVR 家系中女性携带者出现表型，他们在一个 XL-FEVR 日本家系中发现外显子 2 中出现 K54N 突变，患儿母亲及姐姐为该突变杂合携带者，均有 FEVR 表现，但表型较男性轻。进一步检测结果显示受累女性的 X 染色体并无失活，此现象成因目前还不清楚，仍待进一步研究。

38. *TSPAN12*：临床表型重与 *NDP* 相当

（1）*TSPAN12* 发现史

2004 年 Tooms 等对 FEVR 家族的 *LRP5* 基因进行检测，在 7 号常染色体上一段 40 M 碱基长度区域中发现有与 FEVR 相关的基因位点的突变。他们采用二代测序对 FEVR 家系进行检测，包括在此 40 M 碱基长度区域中所有的外显子、内含子、微 RNA、无编码 RNA 和其他具有高度遗传保留的基因组，发现了一种在 TSPAN12 上从丙氨酸至脯氨酸的突变，而该蛋白由 TSPAN12 编码。2009 年，Junge 等发现了 Tspan12$^{-/-}$ 鼠与 FEVR 模型鼠表型相似，存在视网膜血管发育异常。他们进一步研究证实了 TSPAN12 蛋白为 Norrin/LRP5/FZD4 通路的重要组成部分，增强该通路信号转导，且过表达 TSPAN12，能挽救 NDP 及 FZD4 突变导致的 β-catenin 信号降低，推测其可能与 TSPAN12 诱导 FZD4 多聚化有关。2010 年，两个实验组，均报道了 Tspan12 突变会导致常染色体显性或隐性遗传 FEVR。

（2）TSPAN12：定位与功能

TSPAN12 又名 NET-2 或 TM4SFl2，属于 4 次跨膜蛋白超家族（Tetraspanin）成员，它编码的蛋白含 305 个氨基酸，包含 4 个跨膜结构域，两个大小不等的胞外区，具有独特的胞内长 C 末端尾部，且在大胞外环区含有 4 个半胱氨酸残基，具有保守的 CCG 序列及一个弱保守 PxxCC 序列。研究发现，TSPAN12 作为 NDP-LRP5-FZD4 复合信号肽的一部分，参与 Norrin-β-catenin 信号通路。Lai 等报道 TSPAN12 作为 NDP 受体复合物的一个重要组成部分，通过胞外循环与 FZD4 和 NDP 相互作用，增强了 NDP 对 FZD4 配体的选择性。FEVR 中 TSPAN12 发生突变，会阻断 TSPAN12 进入 NDP 受体复合物。

（3）*TSPAN12* 与 FEVR

James 等对一个 adFEVR 家系进行 *TSPAN12* 基因检测时，其中 3 名表型严重患者中发现纯合突变 Y138C，余受累表型较轻的家系成员为杂合突变。Y138C 定位在大细胞外环（large extracellular loop，LEL）上，半胱氨酸替换影响了该结构域的折叠从而影响蛋白功能。紧接着，他们在 70 例 FEVR 患者中发现 7 种致病性 *TSPAN12* 杂合突变（F73LfsX118、L140X、L23X、P122SfsX125、L23GfsX88、L101H、M210R）。在所有突变中，没有发现基因型 – 表型间存在关联，截断突变和错义突变患者无表型差别，推测单倍型不足效应是其可能的致病机制。Konstantinos 等在 5 个 adFEVR 荷兰家系中，发现致病性杂合错义突变：A237P 及 G188R。位点 237 高度保守，脯氨酸（P）将丙氨酸（A）替换后影响四跨膜区域螺旋结构，致 TSPAN12 蛋白被蛋白酶水解。但该突变也于一名健康者中发现，提示该突变存在不外显可能。G188R 定位于三、四次跨膜区域的 LEL 上，甘氨酸（G）被精氨酸（R）替换后，引入带正电侧链，影响 TSPAN12 蛋白功能。

James 还发现 *TSPAN12* L223P 突变可导致常染色体隐性 FEVR 突变。L223P 定位于第四跨膜结构域，脯氨酸（P）替换赖氨酸（L），影响该结构域螺旋结构。该研究显示 FEVR 表型与 *TSPAN12* 突变程度相关，有双等位基因突变的患者表型更加严重。

39. *KIF11*：与小头综合征有关

KIF11 突变最初被发现与以小头畸形为主要表现的疾病 MLCRD 有关，还可伴或不伴光感受器纤毛病、淋巴水肿和智力 发育迟缓。2014 年 Robitaille 等在 FEVR 先证者中发现了 *KIF11* 基因突变。之后，在最大的 FEVR 筛查队列研究中，报道 *KIF11* 突变检出率为 4.93%（与先前研究中的 7%～8% 相比）。在这 项研究中，*KIF11* 先证者往往临床表现严重，多为疾病晚期阶段 （4 期或以上）。晚期 FEVR 和 MCLMR 的共同临床特征包括白 内障、视网膜皱襞、视网膜脱离和眼球萎缩等，一些 FEVR 患者 和 MCLMR 一样，具有小头畸形、脉络膜视网膜病变、精神发 育迟滞和小眼球等特征。*KIF11* 定位于人染色体 10q24.1，全长 6216 kb。KIF11 属于驱动蛋白家族一员，而驱动蛋白与恶性肿瘤 及新生血管形成相关。故 *KIF11* 基因突变可能影响视网膜血管形 成，从而导致 FEVR 发生。

40. *ZNF408*：在 FEVR 中发生率低

2013 年，Collin 等在 3 个 adFEVR 家系中发现锌指蛋白 408 基因突变（*ZNF408*），在一荷兰 adFEVR 家系中发现 *ZNF408* 错 义突变 H455Y，定位于进化上高度保守的第四锌指结构上，在一 日本 FEVR 家系中发现错义突变 S126N。通过共转染 COS-1 细胞检测证实，野生型和 S126N 突变型 ZNF408 蛋白定位在细胞核内，而 H455Y 突变型定位在胞质内。研究发现，在斑马鱼视网膜血管形成模型中，*ZNF408* 基因缺失时会导致视网膜血管异常分化，而补充野生型 ZNF408 蛋白能扭转病变，说明 *ZNF408* 基因对视网膜血管形成有影响。

　　ZNF408 基因位于染色体 11p11.2，含 5 个外显子，编码由 720 个氨基酸组成的 C_2H_2 锌指蛋白，属于锌指蛋白转录因子家族成员。锌指蛋白是常见的 DNA 识别结构，参与细胞发育分化。根据锌指结构数量和类型，可分成不同亚群。每个手指结构由锌离子和一对半胱氨酸及组氨酸共同组成一个疏水核心。C_2H_2 为最常见的锌指结构，见于 2% 的人类蛋白。指头结构数量越多，蛋白功能越多样，与特异性受体亲和力越高。ZNF408 蛋白含 10 个 C_2H_2 指头结构，串联排列，定位于蛋白 C- 末端，参与其 DNA 连接作用；蛋白内还有一 SET 结构域，通过蛋白间相互作用调节染色质介导的基因表达。ZNF408 广泛存在于组织和器官中，尤其在视网膜上高表达，在胚胎眼中也有大量表达，提示其在眼部发育和稳态中有重要作用。

41. *CTNNB1*：Wnt/β-catenin 信号通路关键转录共激活因子

　　CTNNB1 基因编码 β-catenin 蛋白，它是 Wnt/β-catenin 信号

通路的关键转录共激活因子，对于胚胎发育、成年组织稳态、干细胞调节和肿瘤发生至关重要。在没有结合 Norrin 的情况下，细胞质 β-catenin 通过"破坏复合物"的作用靶向泛素化和蛋白酶体降解。该复合物由 Axin 蛋白和 Ser/Thr 激酶组成糖原合酶激酶 3（glycogen synthase kinase 3，GSK3）和酪蛋白激酶 1（casein kinase 1，CK1）。CK1 和 GSK3 依次磷酸化 β-catenin，导致 β-catenin 被包含蛋白的 β-transducin 重复序列（β-Trcp）识别和泛素化，随后降解。在 Norrin 结合后，产生的信号将破坏复合物重新定位，通过蓬乱蛋白（dishevelled，DSH）的作用在细胞膜上产生受体，从而抑制了 β- 连环蛋白的降解。随后，β-catenin 进入细胞核并与 T 细胞因子 / 淋巴增强因子转录因子家族相互作用，以控制靶基因的表达。*CTNNB1* 最初是发现与多种类型的癌症相关，并且在智力障碍患者及自闭症患者中鉴定出该基因的突变，而这些患者中，有 50% 出现了眼部异常，包括斜视、远视、近视、视网膜脱离，以及晶状体和玻璃体混浊等。最近有研究发现 *CTNNB1* 的突变导致 FEVR，伴或不伴眼外症状，由于研究例数少尚不明确其基因型与表型关系，有学者认为，*CTNNB1* 基因与 *KIF11* 及 *NDP* 基因引起的临床表型相似。

42. *JAG1*：致病突变引发 FEVR

JAG1 是锯齿状家族（JAG）的成员，在各种信号传导过程

中起重要作用，*JAG1* 是 NOTCH1 受体的配体，Notch 信号传导是一个进化上高度保守的调节信号系统，它在血管生成中起关键作用。小鼠敲除 *JAG1* 基因后，会导致血管生成混乱和胚胎死亡。临床上，*JAG1* 致病突变会引起 Alagille 综合征，是一种累及消化、血管和骨骼等多系统的常染色体显性遗传疾病，以胆汁淤积和特殊面容为临床特点。2020 年，新华医院赵培泉教授带领的团队在 3 个 FEVR 家系中定位到 *JAG1* 基因的致病突变，体外实验证实，将 *JAG1* 敲除后，小鼠视网膜血管发育出现异常，表现为发育延迟、数量减少等，由此确认 *JAG1* 为 FEVR 的致病基因之一。

43. 路漫漫其修远兮：探索 FEVR 致病新基因

既往研究显示，FEVR 中 35% ～ 50% 的患者与上述 6 种基因突变相关。Rao 等在 31 个 FEVR 的小样本研究中发现，以上 6 种突变发生率为 38.7%（12/31），其中以 *LRP5* 基因型突变（16.1%，5/31）最多，其次为 *NDP* 突变（9.7%，3/31）、*FZD4* 突变（6.5%，2/31）、*TSPAN12* 突变（3.2%，1/31）、*KIF11* 突变（3.2%，1/31）。这些基因中除了 *NDP* 基因突变是 X 连锁遗传相关，其余 5 种基因突变均为常染色体突变模式。

不同人群中各基因突变的发生率不同。Salvo 等对 92 例 FEVR 先证者（美国，以高加索人为主）进行基因检测，突变阳性率为 48.9%（45/92），其中 *LRP5* 突变占 17.4%（16/92，含 10 例显性遗传，6 例隐性遗传），*FZD4* 突变占 14.1%（13/92），*TSPAN12* 突变占 7.6%（7/92），*NDP* 突变占 6.5%（6/92），*ZNF408* 突变占 1.1%（1/92），多基因突变占 2.2%（2/92）。韩国 Seo 等发现约 35% 患者可以用目前明确的 6 个基因和可疑基因（*LGR4* 和 *ATOH7*）解释。在这些患者中，*FZD4* 突变占 FEVR 病例比例高达 72%，其次是 *LRP5*（22%）和 *TSPAN12*（6%）突变。有意思的是，在同期研究中，我国广州和上海两地的 FEVR 中并未发现 *LRP5* 隐性遗传，可能与是否行父母 FFA 检查有关。上海的 389 名 FEVR 患者经致病性分析，认为 *FZD4*、*LRP5*、*TSPAN12*、*NDP*、*ZNF408* 和 *KIF11* 基因突变分别占总数的 8.48%、9.00%、5.91%、4.63%、0.77% 和 0.77%，合计 29.56%。而在我们的 100 例先证者中，发现 *FZD4*、*LRP5*、*TSPAN12*、*NDP* 基因突变各占 21.0%、10%、8% 和 5%，合计 44%。

虽然许多研究都认为突变基因型与临床表型间无直接关系，但多个研究发现，*LRP5* 基因突变的患者表型更为广泛，从无临床症状到完全性视网膜脱离均存在；而 *NDP* 基因突变患者临床表型则更严重。

随着对 FEVR 致病机制研究的深入，越来越多 FEVR 的致病基因被发现，未来有望出现针对 FEVR 致病基因的选择性靶向治疗来提高患者视力。

参考文献

1. CRISWICK V G，SCHEPENS C L. Familial exudative vitreoretinopathy. Am J Ophthalmol，1969，68（4）：578-594.

2. RANCHOD T M，HO L Y，DRENSER K A，et al. Clinical presentation of familial exudative vitreoretinopathy. Ophthalmology，2011，118（10）：2070-2075.

3. WANG Z，CHEN C，SUN L，et al. Symmetry of folds in FEVR：a genotype-phenotype correlation study. Exp Eye Res，2019，186：107720.

4. LI J K，LI Y，ZHANG X，et al. Spectrum of variants in 389 Chinese probands with familial exudative vitreoretinopathy. Invest Ophthalmol Vis Sci，2018，59（13）：5368-5381.

5. TANG M，SUN L，HU A，et al. Mutation spectrum of the LRP5，NDP，and TSPAN12 genes in Chinese patients with familial exudative vitreoretinopathy. Invest Ophthalmol Vis Sci，2017，58（13）：5949-5957.

6. ZHANG L，ZHANG X，XU H，et al. Exome sequencing revealed Notch ligand JAG1 as a novel candidate gene for familial exudative vitreoretinopathy. Genet Med，2020，22（1）：77-84.

7. PARK H，YAMAMOTO H，MOHN L，et al. Integrin-linked kinase controls retinal angiogenesis and is linked to Wnt signaling and exudative vitreoretinopathy. Nat Commun，2019，10（1）：5243.

8. LI Y，MULLER B，FUHRMANN C，et al. The autosomal dominant familial exudative vitreoretinopathy locus maps on 11q and is closely linked to D11S533. Am J

Hum Genet，1992，51（4）：749-754.

9. PEIFER M. Signal transduction. Neither straight nor narrow. Nature，1999，400（6741）：213-215.

10. SEEMAB S，PERVAIZ N，ZEHRA R，et al. Molecular evolutionary and structural analysis of familial exudative vitreoretinopathy associated FZD4 gene. BMC evolutionary biology，2019，19（1）：72.

11. HUDSON W H，KOSSMANN B R，DE VERA I M S，et al. Distal substitutions drive divergent DNA specificity among paralogous transcription factors through subdivision of conformational space. Proceedings of the National Academy of Sciences of the United States of America，2016，113（2）：326-331.

12. GONG Y，SLEE R B，FUKAI N，et al. LDL receptor-related protein 5（LRP5）affects bone accrual and eye development. Cell，2001，107（4）：513-523.

13. QIN M，HAYASHI H，OSHIMA K，et al. Complexity of the genotype-phenotype correlation in familial exudative vitreoretinopathy with mutations in the LRP5 and/or FZD4 genes. Hum Mutat，2005，26（2）：104-112.

14. MAO J，WANG J，LIU B，et al. Low-density lipoprotein receptor-related protein-5 binds to Axin and regulates the canonical Wnt signaling pathway. Mol Cell，2001，7（4）：801-809.

15. KIKUCHI A. Roles of Axin in the Wnt signalling pathway. Cell Signal，1999，11（11）：777-788.

16. CNOSSEN W R，TE MORSCHE R H，HOISCHEN A，et al. LRP5 variants

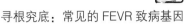

may contribute to ADPKD. Eur J Hum Genet，2016，24（2）：237-242.

17. TAMAI K，ZENG X，LIU C，et al. A mechanism for Wnt coreceptor activation. Mol Cell，2004，13（1）：149-156.

18. ZhANG L，YANG Y，LI S，et al. Whole exome sequencing analysis identifies mutations in LRP5 in Indian families with familial exudative vitreoretinopathy. Genet Test Mol Biomarkers，2016，20（7）：346-351.

19. AI M，HEEGER S，BARTELS C F，et al. Clinical and molecular findings in osteoporosis-pseudoglioma syndrome. Am J Hum Genet，2005，77（5）：741-753.

20. WARBURG M. Norrie's disease. A congenital progressive oculo-acoustico-cerebral degeneration. Acta Ophthalmol（Copenh），1966（Suppl 89）：81-47.

21. CHEN Z Y，BATTINELLI E M，FIELDER A，et al. A mutation in the Norrie disease gene（NDP）associated with X-linked familial exudative vitreoretinopathy. Nat Genet，1993，5（2）：180-183.

22. KE J，HARIKUMAR K G，ERICE C，et al. Structure and function of Norrin in assembly and activation of a Frizzled 4-Lrp5/6 complex. Genes & development，2013，27（21）：2305-2319.

23. WANG Y，RATTNER A，ZHOU Y，et al. Norrin/Frizzled4 signaling in retinal vascular development and blood brain barrier plasticity. Cell，2012，151（6）：1332-1344.

24. MUSADA G R，JALALI S，HUSSAIN A，et al. Mutation spectrum of the Norrie disease pseudoglioma（NDP）gene in Indian patients with FEVR. Molecular

vision，2016，22：491-502.

25. CORVINO V，APISA P，MALESCI R，et al. X-linked sensorineural hearing loss：A literature review. Current genomics，2018，19（5）：327-338.

26. SERRU V，DESSEN P，BOUCHEIX C，et al. Sequence and expression of seven new tetraspans. Biochim Biophys Acta，2000，1478（1）：159-163.

27. JUNGE H J，YANG S，BURTON J B，et al. TSPAN12 regulates retinal vascular development by promoting Norrin-but not Wnt-induced FZD4/beta-catenin signaling. Cell，2009，139（2）：299-311.

28. NIKOPOULOS K，GILISSEN C，HOISCHEN A，et al. Next-generation sequencing of a 40 Mb linkage interval reveals TSPAN12 mutations in patients with familial exudative vitreoretinopathy. Am J Hum Genet，2010，86（2）：240-247.

29. JONES G E，OSTERGAARD P，MOORE A T，et al. Microcephaly with or without chorioretinopathy，lymphoedema，or mental retardation（MCLMR）：review of phenotype associated with KIF11 mutations. Eur J Hum Genet，2014，22（7）：881-887.

30. HULL S，ARNO G，OSTERGAARD P，et al. Clinical and molecular characterization of familial exudative vitreoretinopathy associated with microcephaly. Am J Ophthalmol，2019，207（undefined）：87-98.

31. PAVLETICH N P，PABO C O. Crystal structure of a five-finger GLI-DNA complex：new perspectives on zinc fingers. Science，1993，261（5129）：1701-1707.

中国医学临床百家

32. KARJOSUKARSO D W，VAN GESTEL S H C，QU J，et al. An FEVR-associated mutation in ZNF408 alters the expression of genes involved in the development of vasculature. Hum Mol Genet，2018，27（20）：3519-3527.

33. COLLIN R W，NIKOPOULOS K，DONA M，et al. ZNF408 is mutated in familial exudative vitreoretinopathy and is crucial for the development of zebrafish retinal vasculature. Proc Natl Acad Sci USA，2013，110（24）：9856-9861.

34. DUBRUC E，PUTOUX A，LABALME A，et al. A new intellectual disability syndrome caused by CTNNB1 haploinsufficiency. Am J Med Genet A，2014，16A（6）：1571-1575.

35. KUECHLER A，WILLEMSEN M H，ALBRECHT B，et al. De novo mutations in beta-catenin（CTNNB1）appear to be a frequent cause of intellectual disability：expanding the mutational and clinical spectrum. Hum Genet，2015，134（1）：97-109.

36. SUN W，XIAO X，LI S，et al. Germline mutations in CTNNB1 associated with syndromic FEVR or Norrie disease. Invest Ophthalmol Vis Sci，2019，60（1）：93-97.

37. PHNG L K，GERHARDT H. Angiogenesis：a team effort coordinated by notch. Dev Cell，2009，16（2）：196-208.

38. BRAY S J. Notch signalling：a simple pathway becomes complex. Nat Rev Mol Cell Biol，2006，7（9）：678-689.

39. LIM R，SUGINO T，NOLTE H，et al. Deubiquitinase USP10 regulates Notch

signaling in the endothelium. Science，2019，364（6436）：188-193.

40. BENEDITO R，ROCA C，SÖRENSEN I，et al. The notch ligands Dll4 and Jagged1 have opposing effects on angiogenesis. Cell，2009，137（6）：1124-1135.

41. LI L，KRANTZ I D，DENG Y，et al. Alagille syndrome is caused by mutations in human Jagged1，which encodes a ligand for Notch1. Nat Genet，1997，16（3）：243-251.

42. YE X，WANG Y，CAHILL H，et al. Norrin，frizzled-4，and Lrp5 signaling in endothelial cells controls a genetic program for retinal vascularization. Cell，2009，139（2）：285-298.

43. XIA C H，LIU H，CHEUNG D，et al. A model for familial exudative vitreoretinopathy caused by LPR5 mutations. Hum Mol Genet，2008，17（11）：1605-1612.

44. ZHANG C，LAI M B，PEDLER M G，et al. Endothelial cell-specific inactivation of TSPAN12（Tetraspanin 12）reveals pathological consequences of barrier defects in an otherwise intact vasculature. Arterioscler Thromb Vasc Biol，2018，38（11）：2691-2705.

45. XU Q，WANG Y，DABDOUB A，et al. Vascular development in the retina and inner ear：control by Norrin and Frizzled-4，a high-affinity ligand-receptor pair. Cell，2004，116（6）：883-895.

46. LAI M B，ZHANG C，SHI J，et al. TSPAN12 is a Norrin co-receptor that amplifies frizzled4 ligand selectivity and signaling. Cell Rep，2017，19（13）：2809-2822.

47. WANG Y，CHO C，WILLIAMS J，et al. Interplay of the Norrin and Wnt7a/Wnt7b signaling systems in blood-brain barrier and blood-retina barrier development and maintenance. Proc Natl Acad Scie U S A，2018，115（50）：E11827-E11836.

48. CHEN Q，TAKAHASHI Y，OKA K，et al. Functional differences of very-low-density lipoprotein receptor splice variants in regulating Wnt signaling. Molecular and cellular biology，2016，36（20）：2645-2654.

49. CAMPOCHIARO P A. Molecular pathogenesis of retinal and choroidal vascular diseases. Prog Retin Eye Res，2015，49：67-81.

50. WANG Z，LIU C H，HUANG S，et al. Wnt Signaling in vascular eye diseases. Prog Retin Eye Res，2019，70：110-133.

51. PAULUS Y M，SODHI A. Anti-angiogenic therapy for retinal disease. Handbook of experimental pharmacology，2017，242：271-307.

52. WANG Z，LIU C-H，SUN Y，et al. Pharmacologic activation of Wnt signaling by lithium normalizes retinal vasculature in a murine model of Familial exudative vitreoretinopathy. The American journal of pathology，2016，186（10）：2588-2600.

53. LEOPOLD S A，ZEILBECK L F，WEBER G，et al. Norrin protects optic nerve axons from degeneration in a mouse model of glaucoma. Sci Rep，2017，7（1）：14274.

54. JIA L Y，LI X X，YU W Z，et al. Novel frizzled-4 gene mutations in Chinese patients with familial exudative vitreoretinopathy. Arch Ophthalmol，2010，128（10）：

1341-1349.

55. LIU H Y，HUANG J，WANG R L，et al. A novel missense mutation of NDP in a Chinese family with X-linked familial exudative vitreoretinopathy. J Chin Med Assoc，2016，79（11）：633-638.

56. 张桐梅，韩梅，应铭，等 . 家族性渗出性玻璃体视网膜病变患者基因突变检测结果及临床特征分析 . 中华眼底病杂志，2018，34（6）：556-561.

57. 熊壮，梁斗立 . 家族性渗出性玻璃体视网膜病变的遗传学研究进展 . 中华眼底病杂志，2018，34（6）：608-613.

58. 谢雪璐，陆方 . 家族性渗出性玻璃体视网膜病变 . 华西医学，2018，33（11）：1420-1427.

辨证施治：FEVR 的综合治疗

FEVR 临床表现多样，可表现为 ROP 样病变、视网膜皱襞，以及牵拉性、渗出性或孔源性脱离，根据不同的临床表现，需要给予不同的临床治疗方案。治疗目标始终为防止病变的进一步进展和防止并发症的发生，以免造成严重的视力威胁。

为便于读者理解，根据临床上常见表现出现的年龄不同，分述如下。

44. 婴儿期 FEVR 治疗原则——遵循早产儿视网膜病变原则

发生在婴儿期的 FEVR 和 ROP 发病机制类似，两者属于"殊途同归"，只是发病原因有所不同：ROP 起点为早产带来的视网膜血管发育不全，FEVR 起点则为基因突变导致的视网膜血管发育不全。但两者病理生理过程十分接近，都是因为视网膜中血管内皮生长因子快速升高，视网膜新生血管形成，伴大量渗出，导致纤维化加重而产生牵拉性视网膜脱离。历史上提出的各种 FEVR 分期，都是基于婴儿期 FEVR 中视网膜新生血管增生及其纤维化的自然病程规律来设定的。如 2014 年分期：视网膜内异常新生血管（1 期），玻璃体视网膜交界面视网膜新生血管（2 期），未累及黄斑的部分视网膜脱离（3 期），累及黄斑的部分视网膜脱离（4 期），全视网膜脱离（5 期）。在此分期中的视网膜脱离，临床上表现最多的是视网膜皱襞的形成，如果视网膜皱襞形成过程十分剧烈快速，就容易进入到 5 期全视网膜脱离的终末期。这种分类方法与 ROP 是十分相似的。因此，婴儿期 FEVR 的治疗原则，与 ROP 的治疗原则类似。

新生儿期 FEVR 的治疗原则为如下。1 期患儿：密切观察；2 期患儿：及时行抗 VEGF 治疗或激光治疗；3 期或 4 期患儿：对已有视网膜皱襞形成的患儿，需考虑疾病活动度，如血管增生未停止，眼内还存在新鲜出血等活动性征象，可考虑行抗 VEGF 治疗以终止新生血管形成，并辅以巩膜外加压 + 环扎术，将皱襞方位的巩膜垫高（通常为颞侧或颞下方），缩短眼球周径，以缓解周边部环形收缩；对已发展至 5 期的患儿，以上处理均无效，需等急性炎症反应消退，病变进入相对稳定期（一般为 1～2 个月后），再根据病情判断有无手术价值。但通常此时手术治疗的效果不佳，且并发症多。

45. 婴幼儿型 FEVR 的激光治疗

激光能良好地控制 FEVR 的病情发展，由于其有效性、确切性和持久性，仍然是治疗 FEVR 的主要方法。传统观点认为，视网膜新生血管一旦出现即可采用氩激光光凝治疗。≤ 3 岁的患儿，如存在视网膜周边部无血管区、血管渗漏、周边部血管黄白色渗出和视网膜新生血管形成，应尽早采用激光光凝治疗。> 3 岁且 ≤ 2A 期的病变，需要密切随访观察；2B 期伴有渗出或伴发新生血管时，采用激光光凝治疗。当周边部已存在小范围牵引性视网膜脱离时（3 期），激光治疗比抗 VEGF 治疗具有优势，治疗后发生玻璃体收缩的概率低。

婴幼儿期 FEVR 行视网膜激光光凝治疗的方法与 ROP 一致，注意激光需打在无血管区。

46. 婴幼儿 FEVR 中抗 VEGF 治疗的应用

抗 VEGF 药物在 FEVR 中的使用要追溯到 2008 年。Tagami 等在 2008 年首次报道了 1 例成年女性患者，双眼视网膜赤道部与锯齿缘间有视网膜病变及轻度玻璃体积血，患者双眼均接受贝伐珠单抗治疗，1 周后视网膜和视网膜外病变消退，治疗后 1 个月新生血管组织纤维化完成，随访 4 个月后病情稳定，未见新生血管复发，双眼视力维持在 20/20。

目前临床上运用最多的抗 VEGF 治疗是婴幼儿期 FEVR。与 ROP 类似，球内注射抗 VEGF 药物有利于减少视网膜渗出，稳定纤维血管增生；它可以刺激增生的纤维血管收缩和加重视网膜脱离。因此，在尚未出现明显增生的 FEVR 中，建议及时给予抗 VEGF 治疗，以抑制眼内新生血管的生长，促使周边部视网膜嵴样改变消退。而对于已出现增生的患儿，抗 VEGF 药物的安全性仍需考虑，治疗后可能会因为新生血管膜纤维化收缩明显，而加重牵拉并有引起视网膜脱离的风险。这种情况下，抗 VEGF 治疗可作为手术前的一种辅助手段，来降低眼内 VEGF 负荷，减少术中出血概率。

尽管如此，Hocaoglu 等认为，单次剂量抗 VEGF 治疗并不能完全抑制疾病进展，联合激光或冷冻术破坏异常血管是抗 VEGF 治疗成功与否的关键。抗 VEGF 药物治疗 FEVR 的远期效果，特别是在婴幼儿中的使用，仍需长期临床观察。

47. FEVR-ERD 和 FEVR-TRD 的治疗

FEVR-ERD 和 FEVR-TRD 渗出性或牵拉性视网膜脱离可发生于小龄儿童，而且通常迅速发展到很严重的程度。如何选择合适的手术方式以达到视网膜复位率高、并发症少的目的，是当前国内外学者不断探讨的问题。2016 年黎晓新团队就其收治的分期不同的 27 例 FEVR 患者进行了探讨，患者年龄分布在 1 月龄～28 岁

（中位数 11 月龄），作者对所有存在视网膜脱离累及黄斑、增生膜累及后极部或增生病变位于周边部但累及 ≥ 2 个象限的患者，实施玻璃体切割术或晶状体切割联合玻璃体切割手术；增生膜位于视网膜极周边且累及 < 2 个象限者，行巩膜外加压手术。平均随访 18 个月结果显示，巩膜扣带术后黄斑复位率 15.38%，均为 2B 期，而 3B 期和 4 期病例黄斑均未复位；玻璃体切割手术后黄斑复位率为 38%，部分 4B 期患者术后玻璃体前段增生加重，最终因无法控制而发生全视网膜脱离及角膜带状变性。

我们认为对于存在明确 FEVR 家族史或可疑病变的患儿应该早期筛查，密切随访，一旦发现疾病进展或出现渗出性视网膜脱离，应予以积极干预。儿童患者尤其婴幼儿患者眼内操作空间小，玻璃体切除入路困难，术后增生严重。对发生视网膜脱离的患者，多采用手术治疗以解除牵拉，主要方式包括巩膜扣带术和玻璃体切割术。根据患眼病变程度和病变范围不同，应选择不同手术方式。建议如下。

1）以渗出为主的视网膜脱离（分期为 3A、4A）或牵拉位于极周边赤道部时，首选巩膜扣带术。

2）以牵拉为主的视网膜脱离（分期为 3B、4B），纤维血管增生附着在晶状体后囊，需行晶状体切除术，当纤维血管增生范围超过 2 个象限时，多采用玻璃体切割术。

3）手术方式选择需考虑对侧眼状态。对侧眼已进入终末期或已发生萎缩的独眼患儿，若病情无明显进展，不建议手术治疗，以观察为主。

4）存在活动性纤维血管增生的患者，以玻璃体视网膜手术为主，目的在于解除视网膜后极部牵拉，但大部分患者预后差。

5）对于早期诊断为双眼视网膜全脱离的年轻患者，应行单眼或双眼玻璃体切割术。

48. FEVR-RRD 治疗遵循从外不从内原则

FEVR-RRD 患者中大部分为儿童和青少年，及时的手术治疗对恢复视力尤为重要。在 FEVR 合并孔源性视网膜脱离的研究中，何广辉等报道，4A 期以下的 FEVR 合并 C3 级以下增生性玻璃体视网膜病变时，巩膜扣带术复位率高，手术次数少，术后视力恢复较好。4B 期及以上 FEVR，伴 C3 级及以上的增生性玻璃体视网膜病变时，玻璃体切割手术能使视网膜更好复位，但需要的手术次数也可能增加，且视力预后较差。Yamane 等和王熙娟等的研究中均发现，针对 FEVR 的手术方式选择，不仅要根据 FEVR 的病变分期，还要结合增生膜严重程度和累及范围，有针对性地进行选择。他们认为，当增生膜仅累及＜ 2 个象限的视网膜极周边部时，可行巩膜扣带术；若增生膜累及视网膜后极部或≥ 2 个象限时，则要考虑玻璃体切割术。2016 年陈松团队纳入 19 例 FEVR-RRD 患者，共 20 眼，对其手术疗效进行探讨。研究中患者年龄分布于 15 ～ 45 岁，平均 28 岁，较之前黎晓新团队研究的 FEVR 渗出性视网膜脱离患者年龄明显更大。陈松等人的研究中，将各种孔源性视网膜脱离独立于分期，而联合 PVR 标准选择不同手术方式：对视网膜裂孔较小，且位于赤道部或赤道前，视网膜脱离不超过 3 个象限，PVR 分级 < C3 级，增生以视网膜下膜为主，视网膜活动度较好的患眼，行巩膜扣带术；反之，视网膜裂孔较大，位于赤道后，PVR 分级 ≥ C3 级者行玻璃体切割术。术后平均随访 20 个月，两种术式视网膜复位率均为 100%，并且发现，术后复发者采用同样术式进行再治疗后，巩膜扣带组的术后视力高于玻璃体切割组，且手术次数少。可见 FEVR-RRD 的治疗相对于渗出性 / 牵拉性视网膜脱离者手术成功率高，考虑到青年患者玻璃体手术所产生的增生、白内障等并发症，巩膜扣带术似乎更有优势，更值得选择和尝试。

笔者认为，不能按照既往 FEVR 分期归类，FEVR 相关的孔源性视网膜脱离与渗出性或牵引性视网膜脱离不同，往往不伴有严重的玻璃体腔内 PVR，属于 FEVR 表型谱中的一种轻度表现。患者可进行巩膜扣带术、玻璃体切割术（联合或不联合晶状体切割）、巩膜扣带术联合玻璃体视网膜手术。对于裂孔位于赤道或赤道前，无明显玻璃体腔增生改变，或增生局限于赤道部，或增生局限于视网膜下的患者，采取巩膜外手术，通过封闭视网膜裂孔，也完全可以达到视网膜的解剖复位，同时避免了玻璃体手术相关并发症的发生（图 8-1，图 8-2）。

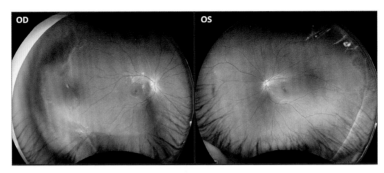

男，13 岁，矫正视力 0.02，右眼视网膜脱离累及黄斑，但玻璃体腔清，无明显的增生性玻璃体视
网膜病变，故选择巩膜扣带术。

图 8-1　巩膜扣带术

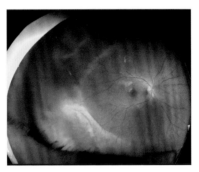

术后 1 个月视网膜平伏，手术嵴清，视网膜平伏。矫正视力 0.8。

图 8-2　巩膜扣带术后

49. 静止期 FEVR 是否需要预防性治疗？

对这个问题，目前全世界都没有定论。Pendergast 等认为对
于早期未发生视网膜脱离的患者，宜采取激光光凝视网膜周边无
灌注区及新生血管，预后较好。但 Margolis 等认为即使在疾病早

期给予激光治疗，也不能完全阻止疾病进一步发展。预防性治疗的有效性和必要性仍需要前瞻性对照性临床试验的支持。笔者认为，对处于静止期的患者可定期随访。

50. 轻症 FEVR 是否需要预防性视网膜光凝？

由于 FFA 在 FEVR 患者家属筛查中的应用，临床上可以看到很多无症状的 FEVR 患者，他们往往视力正常，玻璃体清，无明显炎症反应。但 FFA 中可见周边部血管渗漏的存在，特别是在血管 – 无血管交界处。这种病变是否需要激光治疗呢？考虑 FEVR 存在渐进发展甚至突然加重的可能性，如随着玻璃体视网膜牵引力的发展，容易导致玻璃体积血或脱离，有学者提倡对 FFA 渗漏或渗出者进行早期激光治疗。但其利弊得失尚有待评价。目前国内外学者一般认为：

1）不伴有渗漏的无血管区不需光凝。

2）伴有轻度少量血管渗漏的，可以考虑密切观察。如随访过程中有新生血管出现，或渗漏增加，则需行光凝治疗。如无加重，可观察。

3）如出现视网膜新生血管、视网膜萎缩孔、明确的玻璃体牵引，则需要局部视网膜光凝治疗。此时，激光斑应位于有血管区，尽量不在无血管区进行视网膜光凝（与婴幼儿型 FEVR 激光方法相反）（图 8-3）。

　　4）周边部无血管区视网膜十分菲薄，不适当的激光斑容易诱发产生视网膜裂孔，加重视网膜脱离的风险。

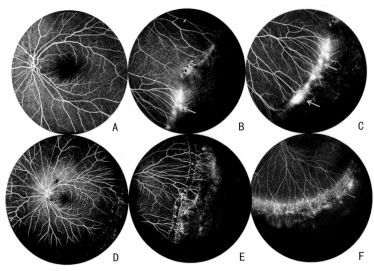

A、B、C 为患者初诊右眼 FFA 眼底表现，颞侧周边部视网膜血管渗漏明显（黄箭头），予以视网膜激光光凝术；D、E、F 为光凝术后 1 年复诊 FFA 影像，激光斑（绿箭头）位于血管区，视网膜血管无渗漏。

图 8-3　FEVR 患者视网膜激光治疗

51. FEVR 家属的眼底筛查和随访建议

　　临床上，对疑诊 FEVR 患者的直系亲属（父母、子女和兄弟姐妹）进行筛查是十分重要的，哪怕亲属们毫无症状。其主要作用包括：①有助于迅速确定疑诊者的临床诊断。②确定无症状家庭成员的眼底是否健康，有助于遗传咨询，以便未来的婴儿可以避免。③对无症状的家庭成员进行筛查是早期发现患者的重要途径。考虑到 FEVR 是一种终身疾病，也可能是稳定一段时间后，在 40 岁后发展为视网膜脱离或中间葡萄膜炎，引起视力不可逆性下降，因此对无症状家属建议定期随访。

参考文献

1. VAN NOUHUYS C E. Signs，complications，and platelet aggregation in familial exudative vitreoretinopathy. Am J Ophthalmol，1991，111（1）：34-41.

2. SHUKLA D，SINGH J，SUDHEER G，et al. Familial exudative vitreoretinopathy （FEVR）. Clinical profile and management. Indian J Ophthalmol，2003，51（4）：323-328.

3. PENDERGAST S D，TRESE M T. Familial exudative vitreoretinopathy. Results of surgical management. Ophthalmology，1998，105（6）：1015-1023.

4. IKEDA T，FUJIKADO T，TANO Y. Combined tractional rhegmatogenous retinal detachment in familial exudative vitreoretinopathy associated with posterior retinal holes：surgical therapy. Retina，1998，18（6）：566-568.

5. CHEN S，JIUNN-FENG H，TE-CHENg Y. Pediatric rhegmatogenous retinal detachment in taiwan. Retina，2006，26（4）：410-414.

6. 王熙娟，梁建宏，尹虹，等．巩膜扣带手术和玻璃体切割手术治疗家族性渗出性玻璃体视网膜病变疗效观察．中华眼底病杂志，2016，32（1）：36-39.

例海拾贝：FEVR 典型病例集锦

52. 病例 1　以孔源性视网膜脱离为首发症状的 FEVR

病例简介：患者，女，30 岁，"右眼眼底手术后视力不提高 7 个月"来诊。既往体健，7 个月前外院诊断为右眼 Eales 病、视网膜脱离，行巩膜环扎联合视网膜激光光凝术。

视力：OD 0.5（镜），OS 1.0（镜）。眼压：OD 10.7 mmHg，OS 11.3 mmHg。眼前节：（－）。双眼眼底检查发现明显异常（图 9-1，图 9-2）。

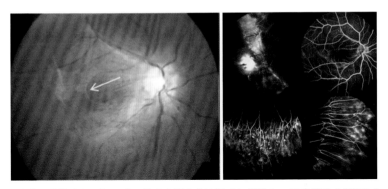

黄斑前膜（黄箭头），视网膜血管分支增多伴渗漏（红箭头），手术嵴清（蓝箭头）。

图 9-1　患者右眼眼底照相及造影检查

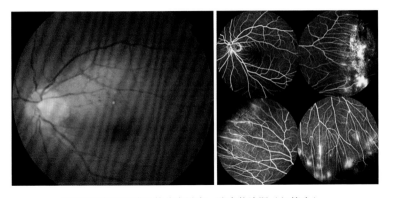

左眼周边部视网膜血管分支增多，陡直伴渗漏（红箭头）。

图 9-2　对侧眼眼底照相及造影检查

家族成员眼底筛查：妹妹、丈夫眼底检查均未见异常。有一子，7 岁，既往体健，最佳矫正视力：OD 1.0，OS 1.0；眼压：OD 20 mmHg，OS 20 mmHg；眼底彩照及造影发现异常（图 9-3）。

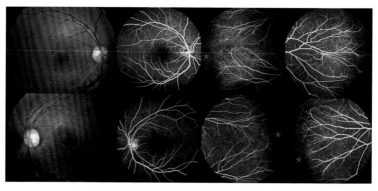

视网膜血管分支增多（红箭头），颞侧可见无血管区（☆）。

图 9-3 患者其子双眼眼底造影检查

基因筛查：家族成员未发现致病突变。

治疗方案：患者予右眼玻璃体切除＋前膜剥离＋视网膜激光光凝术；左眼予视网膜激光光凝术。其子保守观察。

随访：视力稳定，视网膜平伏。

病例启示：对于视网膜脱离患者，对侧眼筛查尤为重要，应早筛查、早治疗。年轻视网膜脱离患者，建议行双眼眼底造影检查，便于发现原发疾病。FEVR 诊断基因筛查固然重要，但是没有发现已知突变基因的情况下，家族成员眼部筛查可帮助确诊。FEVR 视网膜血管渗漏者予及时激光治疗可稳定病情，预防视网膜脱离。FEVR 无明显视网膜血管渗漏者即使存在无血管区，也无须激光治疗，定期随访即可。

53. 病例 2　新生儿期 FEVR 渗出性视网膜脱离的抗 VEGF 和手术治疗

病例简介：男，出生后 3 天筛查，足月顺产。否认家族史。

眼前节手持裂隙灯检查显示角膜透明，前房清，虹膜纹理清，晶状体透明。双眼眼底可见异常（图 9-4）。

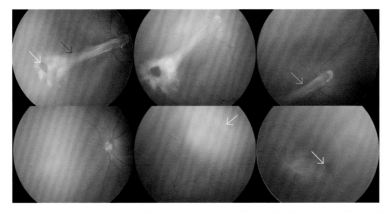

右眼视网膜皱襞（红箭头）伴出血（黄箭头）；左眼视网膜血管分支增多（蓝箭头），颞侧视网膜前出血伴无血管区，颞上可见嵴样改变（绿箭头）。

图 9-4　患儿双眼眼底彩照

家族成员眼底筛查：母亲眼底未见异常；姐姐、父亲（图 9-5，图 9-6）眼底异常。

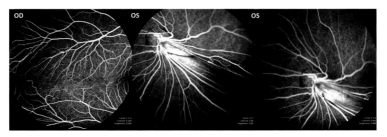

右眼视网膜颞侧血管分支增多；左眼可见视网膜皱襞形成（红箭头）。

图 9-5　患儿姐姐眼底造影

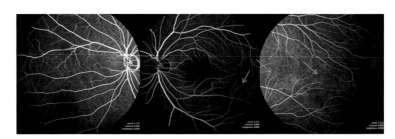

左眼视网膜血管分支增多（蓝箭头）。

图 9-6　患儿父亲眼底造影

基因筛查：患儿、姐姐、父亲均有突变（表 9-1）。

表 9-1　患儿及家族成员基因检测结果

基因	位置	NM_ID	突变外显子	cDNA改变	氨基酸改变	杂合性	变异类型	来源
FZD4	chr11：86665844	NM_012193	exon1	c.284A > T	p. Q95L	Het	Pathogenic	父亲

治疗方案：双眼玻璃体腔注射雷珠单抗（初诊当日）。2 个月后右眼因牵拉性视网膜脱离行巩膜外环扎术；左眼玻璃体腔注射雷珠单抗两次。

预后：右眼视网膜皱襞牵拉缓解，视网膜平伏，病情稳定（图 9-7）。左眼出血吸收，视网膜平伏，无渗出、增生（图 9-8）。

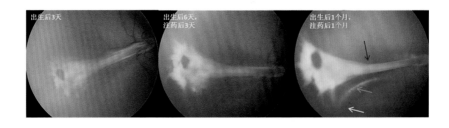

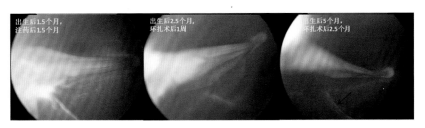

右眼视网膜皱襞（红箭头）出生后即形成，注药后 1 个月可见明显视网膜脱离（黄箭头）伴渗出（绿箭头），给予环扎术后 2.5 个月手术嵴清（黑箭头），视网膜平伏。

图 9-7　患儿右眼病情演变

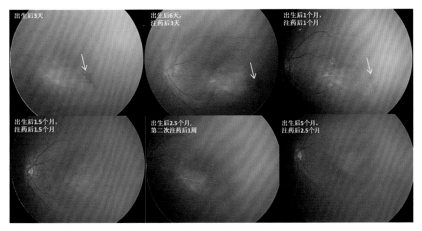

左眼可见视网膜前出血（黄箭头），注药后 1 个月仍存在，第二次注药后 2.5 个月出血完全吸收，视网膜平伏。

图 9-8　患儿左眼病情变化

病例提示：FEVR 视网膜皱襞最早可发现于新生儿，即使干预后短期内稳定，也需密切随访。视网膜皱襞牵拉持续加重，视网膜脱离，巩膜外加压术可以缓解牵拉，稳定病情。对有明确 FEVR 家族史的患儿，出生 72 小时内需筛查眼底。

54. 病例3 FEVR患者黄斑发育不良与"弱视"

病例简介：男，10岁，左眼视力下降5个月。既往体健；否认早产及外伤病史。否认家族史。

眼前节：无异常。视力：OD -2.75 DS/-0.75 DC × 13→1.0-2，OS-4.00 DS/-2.00 DC × 177 → 0.06。眼压：OD 17 mmHg，OS 12 mmHg。眼底彩照（图9-9）、OCT（图9-10）及FFA（图9-11）检查均发现异常。

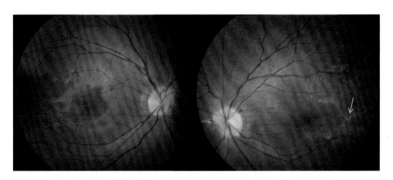

右眼后极部基本正常，左眼黄斑颞侧可见网膜前增生（绿箭头）。

图9-9 患儿初诊双眼眼底彩照

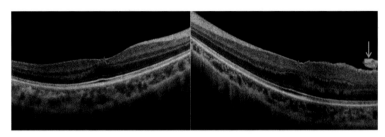

双眼黄斑中心凹结构消失，内层残留（☆）；左眼黄斑颞侧可见增生膜（绿箭头）。

图9-10 患儿OCT

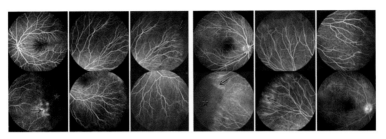

双眼视网膜血管分支增多，周边局部血管末梢可见渗漏（红箭头），颞侧可见无血管区（☆）。

图 9-11 患儿双眼 FFA 检查

家族成员眼底检查：父亲眼底正常。哥哥（图 9-12）及母亲（图 9-13）双眼眼底均可见视网膜血管分支增多，周边部大片无血管区。

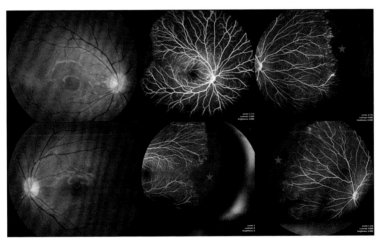

双眼视网膜血管分支增多，颞侧可见大片无血管区（☆），未见明显荧光素渗漏。

图 9-12 哥哥眼底彩照及造影

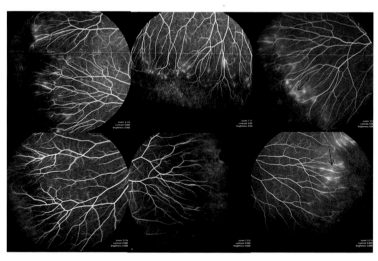

双眼视网膜血管分支增多，血管末梢可见轻微渗漏（红箭头），周边可见片状无血管区（☆）。

图 9-13　母亲眼底彩照及造影

基因筛查：哥哥、母亲均有突变，父亲无突变（表 9-2）。

表 9-2　患儿及其家族成员基因检测结果

基因	位置	NM_ID	突变外显子	cDNA改变	氨基酸改变	杂合性	变异类型	来源
TSPAN12	Chr7：12048863	NM_012338	—	c.253A＞T	—	Hethet	Pathogenic	父亲

病例提示：FEVR 诊断中家族成员眼底检查必不可少。FEVR 患者约 15% 出现不同程度的黄斑发育不良，其中仅有约 30% 影响视力。临床上如出现不明原因的"弱视"，需详细检查周边部视网膜。周边部血管如果无明显渗漏，则选择密切随访。

55. 病例 4　新生儿 FEVR 样改变

病例简介：男，出生 14 天，双眼眼底筛查可见嵴样改变（图 9-14）。出生胎龄 40^{+1} 周，出生体重 3300 g，剖宫产，母亲孕产史无异常，患儿出生史无异常。外院拟诊断为双眼 FEVR，遂转至我院就诊。否认家族史，其父亲、母亲眼底 FFA 无异常（图 9-15），否认外伤史。

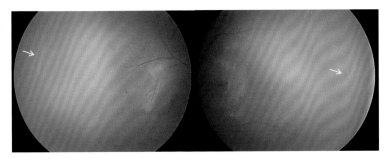

双眼颞侧嵴样改变（黄箭头）。

图 9-14　患儿眼底彩照

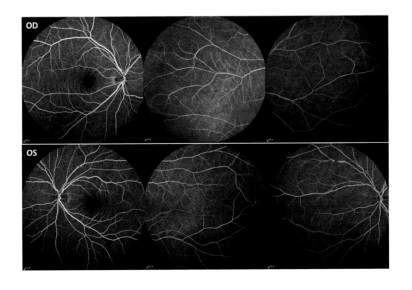

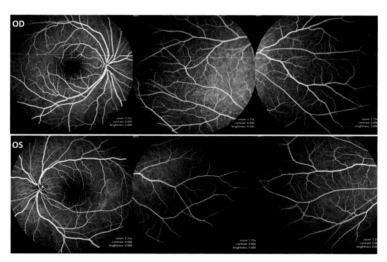

图 9-15 患儿父亲、母亲眼底造影：无异常

治疗：无特殊治疗，定期复查，2 年后复诊双眼嵴样改变消退（图 9-16）。

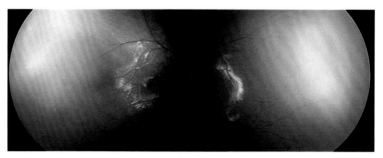

双眼嵴样改变消退，血管长至周边视网膜。

图 9-16 2 年后复查眼底

全外显子（WES）基因筛查：未发现可疑致病基因。

病例启示：足月儿中约 1% 出现 FEVR 样改变，也可称 ROP 样改变，这种情况文献中时有报道。如出现，需观察全身或局部是否存在缺氧因素，如感染、心脏发育异常等。如无，及时检查父母眼底十分重要。如全面仔细地检查视网膜周边部都无异常，则考虑 FEVR 样视网膜病变（FEVR-like retinopathy），这种情况预后较好，多数患儿只需观察，病变会自行消退。

56. 病例 5　新生儿 FEVR

病例简介：男性，出生 2 天，眼底筛查时发现双眼眼底异常（图 9-17）。出生胎龄 38^{+2} 周，出生体重 3100 g，顺产，母亲孕产史无异常，患儿出生史无异常。否认家族史，母亲眼底未见异常，父亲眼底 FFA 检查发现异常（图 9-18），否认外伤史。

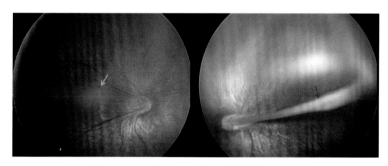

右眼黄斑异位（蓝箭头），左眼视网膜皱襞（红箭头）。

图 9-17　患儿眼底照相

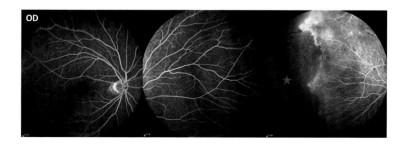

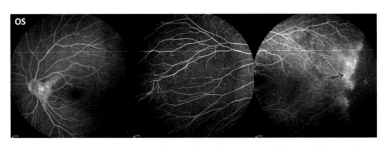

双眼视网膜血管分支增多，走行僵直，颞侧视网膜血管末梢可见渗漏（红箭头），周边可见大片
无血管区（☆）。

图 9-18　父亲眼底 FFA

基因筛查：患儿及父亲均携带致病突变（表 9-3）。

表 9-3　患儿及家族成员基因检测结果

基因	位置	NM_ID	突变外显子	cDNA改变	氨基酸改变	杂合性	变异类型	来源
TSPAN112	Chr7:120478830	—	exon4	285+1G > A	53CIVS4ds G-A+1	Het	Pathogenic	父亲

治疗方案：患儿行双眼玻璃体腔注射雷珠单抗，后定期规律复查（图 9-19）。每月复查一次至病情稳定。

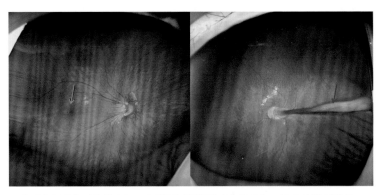

右眼黄斑异位（蓝箭头），左眼视网膜皱襞（红箭头），较前未明显进展。

图 9-19　五年后复诊眼底彩照

病例启示：新生儿 FEVR 和 FEVE-like 病变都可出现在足月出生体重较重的患儿上，具体表现为眼底呈现早产儿视网膜病变。父母眼底为阳性（即使很轻，临床无症状），有助于患儿 FEVR 的临床诊断。新生儿期即已出现的 FEVR 往往眼底病变重，预后差，视网膜血管发育难以正常化。基因检测结果显示新生儿期即已出现的 FEVR 多半是 *TSPAN12* 或 *FZD4* 突变所致。因此，父母眼底检查、详细家族史询问，以及必要的基因检测，对于两者的鉴别非常重要，FEVR-like 病变需与早产儿视网膜病变鉴别。

57. 病例 6 *NDP* 突变相关的 FEVR

病例简介：男，13 个月，家长发现双眼不追物就诊，双眼眼底筛查发现异常（图 9-20）。足月，顺产，无窒息史、吸氧史。既往史：出生双耳听力筛查无异常，智力情况不明。无家族史。父亲眼底筛查未见异常，母亲眼底视网膜血管分支增多（图 9-21）。

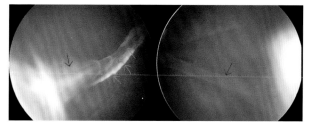

双眼可见视网膜皱襞（红箭头），其中左眼视网膜皱襞可见大量粗大视网膜血管（蓝箭头），伴渗出（绿箭头）。

图 9-20 患儿眼底彩照

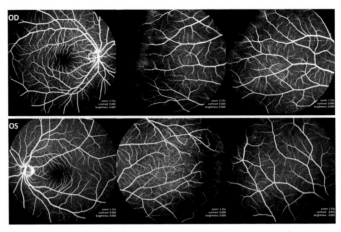

双眼可见颞侧视网膜末梢血管分支增多。

图 9-21 母亲眼底 FFA

基因筛查：患儿、母亲携带致病基因（表 9-4）。

表 9-4 患儿及其家族成员基因检测结果

基因	位置	NM_ID	突变外显子	cDNA改变	氨基酸改变	杂合性	变异类型	来源
NDP	ChrX:438090560	—	exon3	285+1G＞A	53ICys131Gly	Hemi	Pathogenic	母亲

病例启示：*NDP* 突变患者早期就会出现视网膜皱襞或视网膜全脱离等严重终末期表现。注意检查患儿听力和智力情况。

58. 病例 7 *LRP5* 突变相关的 FEVR（轻症）

病例简介：男，出生 3 天，出生后眼底筛查异常就诊，予以眼底照相及 FFA 检查（图 9-22）。出生胎龄 37^{+1} 周，出生体重

2900 g，剖宫产，母亲孕产史无异常，患儿出生史无异常。否认家族史。父亲眼底筛查未见异常，母亲眼底 FFA 检查可见异常（图 9-23）。

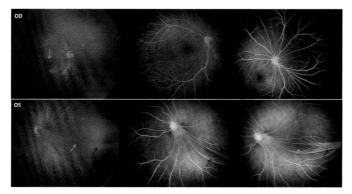

右眼黄斑异位（蓝箭头），视网膜血管分支增多；左眼视网膜皱襞形成（红箭头），黄斑向颞侧移位，视网膜血管分支增多。

图 9-22 患儿眼底照相 +FFA

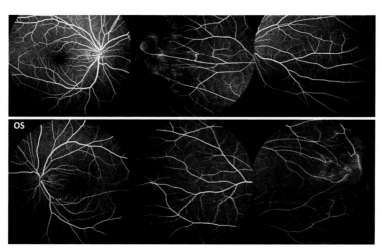

双眼颞侧视网膜血管可见异常交通支（红箭头），周边部可见无血管区（☆）。

图 9-23 母亲眼底 FFA

基因筛查：患儿、母亲均携带致病突变（表 9-5）。

表 9-5　患儿及其家族成员基因检测结果

基因	位置	NM_ID	突变外显子	cDNA改变	氨基酸改变	杂合性	变异类型	来源
LRP5	chr11:68201295	rs3736228	exon2	c.757C>T	53Cp:A1330V	Het	Likely Pathogenic	母亲

59. 病例 8　LRP5 突变相关的 FEVR（重症）

病例简介：男，2 个月，父母发现其左眼发白。出生体重 2600 g，出生胎龄 39 周，剖宫产，母亲孕产史无异常，患儿出生史无异常。否认家族史。患儿右眼眼底检查发现颞侧周边嵴样隆起伴出血，牵拉性视网膜伴大量黄白色渗出（图 9-24）；父亲、姐姐眼底筛查未见异常；母亲眼部检查发现双眼视网膜血管增多，走行僵直，颞侧存在无血管区（图 9-25）。

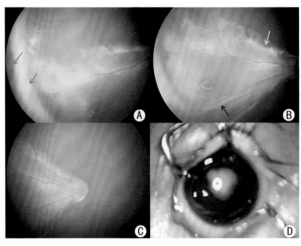

A、B、C：右眼颞侧视网膜下可见大量黄白色渗出（黄箭头），周边嵴样隆起（绿箭头）伴出血（蓝箭头），牵拉视网膜形成皱襞（红箭头）；D：左眼白瞳，眼底窥不入。

图 9-24　患儿 Retcam 照相

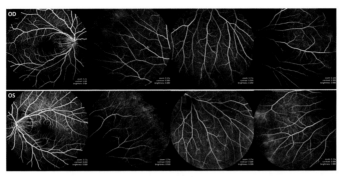

双眼视网膜血管分支增多、变直，血管末梢轻微渗漏。

图 9-25　母亲双眼造影

基因筛查：患儿、母亲携带致病突变（表 9-6）。

表 9-6　患儿及其家族成员基因检测结果

基因	位置	NM_ID	突变外显子	cDNA改变	氨基酸改变	杂合性	变异类型	来源
LRP5	chr11：68171071	NM_002335	exon8	c.1705G > A	53Cp.E569K	Het	Likely Pathogenic	母亲

病例 7、病例 8 启示：*LRP5* 引起的临床表型多样化，可引起严重的视网膜脱离，也可表现为轻度视网膜病变。同一个家系中，携带相同突变的患者临床症状不同，如病例 8 的母亲，看似完全正常，没有表现出明显的临床症状，只有进行详细的 FFA 检查，才能明确诊断。

60. 病例 9　*KIF11* 相关 FEVR

病例简介：男，5 个月，"发现患儿不追光 3 个月"就诊。否认家族史、早产史。

查体：头小，双眼眼球震颤，不追光，右眼角膜混浊，眼内窥不入，左眼角膜透明，视网膜脱离于晶状体后（图 9-26）。

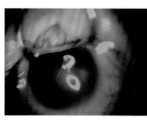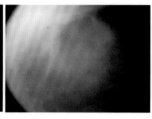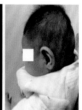

右眼角膜混浊，眼内窥不入；左眼视网膜脱离。

图 9-26　患儿 Retcam 照相

基因筛查：患儿携带致病突变（表 9-7）。

表 9-7　患儿基因检测结果

基因	位置	NM_ID	突变外显子	cDNA改变	氨基酸改变	杂合性	变异类型	来源
KIF11	chr10：94366157	NM_004523	—	c. 210+3A > C	splicing	Het	杂合	de novo

病例启示：*KIF11* 相关的 FEVR 通常发病早，生后不久就可以发现。*KIF11* 相关的 FEVR 眼底除视网膜皱襞之外，最常见病变为脉络膜视网膜萎缩。绝大部分患儿均可见明显的小头，但头小可见于多种遗传病，不一定是 *KIF11* 突变引起的。大部分突变均为 loss of function 类型突变，如剪切突变、移码突变、无义突变等，错意突变一般不致病，判读基因结果时一定要审慎。该基因突变大部分是 de novo，并非家长遗传。

61. 病例 10　无症状 FEVR

病例简介：男，出生 3 天，"出生后眼底筛查发现双眼底出血"来诊。出生体重 2700 g，出生胎龄 37^{+2} 周，顺产，母亲孕产史无异常，患儿出生史无异常。否认家族史，否认外伤史。

视力：OD 不合作，OS 不合作。眼压：OD 指测 Tn，OS 指测 Tn。眼前节：（-）。眼底筛查发现异常（图 9-27）。

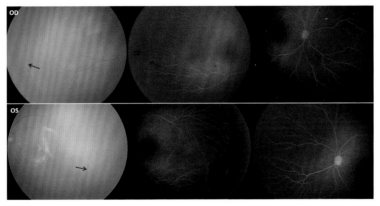

双眼视网膜后极部正常，周边视网膜血管分支增多，颞侧周边有－无血管分界线（红箭头），颞侧片状无血管区（☆）。

图 9-27　双眼 Retcam ＋ FFA 检查

家族成员眼底筛查：母亲眼底检查未见异常。父亲，44 岁，既往体健，最佳矫正视力：OD 1.2，OS 1.2；眼压：OD 12 mmHg，OS 12 mmHg，眼底存在异常（图 9-28）。有一姐，12 岁，既往体健，最佳矫正视力：OD 1.0，OS 1.0，眼压：OD 14 mmHg，OS 15 mmHg，眼底存在异常（图 9-29）。

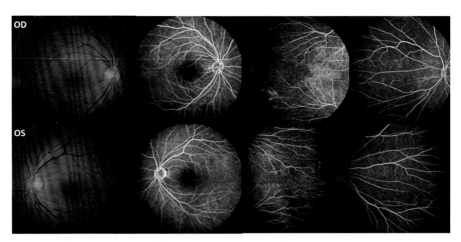

双眼视网膜颞侧周边视网膜血管分支增多、变直，不伴渗漏，颞侧可见无血管区（☆）。

图 9-28　父亲眼底造影检查

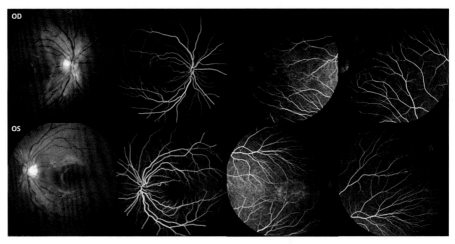

右眼视网膜颞侧"V"征，双眼周边视网膜血管分支增多、变直，不伴渗漏，颞侧可见无血管区（☆）。

图 9-29　姐姐眼底造影检查

基因筛查：患者、父亲、姐姐均为 *FZD4* 突变（表 9-8）。

表 9-8　患儿及其家族成员基因检测结果

基因	位置	NM_ID	突变外显子	cDNA改变	氨基酸改变	杂合性	变异类型	来源
FZD4	Chr11：86663041	NM_012193	exon2	c.757C > T	p.R253C	Het	Pathogenic	父亲

治疗方案：患者、父亲、姐姐均定期观察。

随访：预后均视力稳定，视网膜平伏。

病例启示：新生儿眼底筛查对于 FEVR 家族的发现尤为重要，应早筛查、早治疗。新生儿有 FEVR 临床表现的，建议对家族成员（父母及兄弟姐妹）进行双眼广域扫描激光检眼镜（SLO）检查，对于 SLO 检查阳性者行眼底造影检查，便于确诊及了解病变程度。FEVR 诊断基因筛查，查家族成员非常重要。FEVR 无视网膜新生血管、无明显视网膜血管渗漏、无视网膜裂孔者，即使存在无血管区、视网膜变性区，也暂不行激光治疗，可定期随访。

62. 病例 11　FEVR 的家族聚集性

病例简介：男，10 岁，"右眼自幼看不见，左眼自幼视力差"就诊。既往史：2004 年行左眼巩膜外冷凝术。否认家族史。

视力：OD 无光感；OS 0.1。眼压（NCT）：OD 不受理；OS 10 mmHg。左眼眼底检查发现异常（图 9-30）。

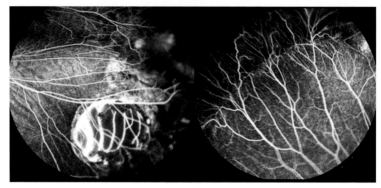

左眼黄斑异位，向颞侧偏移（蓝箭头），视网膜血管僵直，周边小血管分支增多及脉络膜小血管萎缩灶。

图 9-30　眼底彩照 +SLO

家族成员眼底筛查：父亲无症状，视力：OD 1.0，OS 0.8；眼压（NCT）：OD 12 mmHg，OS 15 mmHg；父亲眼底检查：双眼后极部大致正常，眼底造影检查提示左眼视网膜周边部血管分支增多，右眼周边血管渗漏、走行僵直，异常吻合（图 9-31）。大伯无症状，视力：OD 1.0，OS：1.0；眼压（NCT）：OD 11 mmHg，OS 12 mmHg；双眼后极部大致正常，眼底造影检查提示双眼视网膜周边部血管分支增多，走行僵直（图 9-32）。患者家系成员分布情况（图 9-33）。

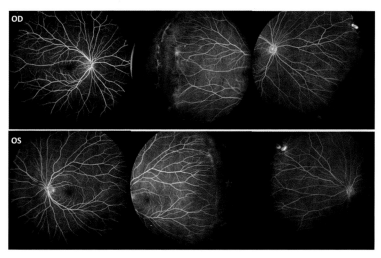

双眼视网膜周边部血管分支增多、僵直，周边可见无血管区（☆）。

图 9-31　父亲眼底 FFA

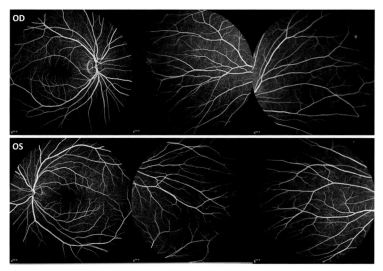

双眼颞侧视网膜血管分支增多、僵直。

图 9-32　大伯眼底 FFA 检查

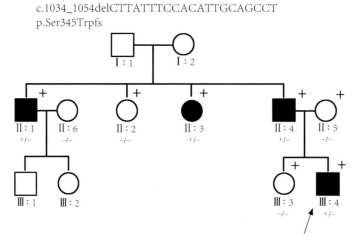

Family 004   *FZD4*
c.1034_1054delCTTATTTCCACATTGCAGCCT
p.Ser345Trpfs

图 9-33　家系图分析

基因检测：患儿携带致病突变。其无症状父亲（表 9-9）、无症状大伯均带同一突变。

表 9-9　患儿及其家族成员基因检测结果

基因	位置	NM_ID	突变外显子	cDNA改变	氨基酸改变	杂合性	变异类型	来源
FZD4	chr11: 86662744-86662764	NM_012193	exon2	c. 1034-1054delCTTATTTCCACATTGCAGCCT	Ser345Trpfs	杂合	杂合	父亲

病例启示：临床上每一个 FEVR 儿童的背后，都有一个 FEVR 家庭。FEVR 在人群中的发病率可能比我们想象的要高得多。同一家庭内同一基因突变所导致的 FEVR 表型，差异性可以很大。

FEVR 研究论文速查

1. ZHANG T, WANG Z, SUN L, et al. Ultra-wide-field scanning laser ophthalmoscopy and optical coherence tomography in FEVR: findings and its diagnostic ability. Br J Ophthalmol, 2020, bjophthalmol-2020-316226.

2. CHEN C, SUN L, LI S, et al. Novel variants in familial exudative vitreoretinopathy patients with KIF11 mutations and the Genotype-Phenotype correlation. Exp Eye Res, 2020, 199: 108165.

3. CHEN C, SUN L, LI S, et al. The spectrum of genetic mutations in patients with asymptomatic mild familial exudative vitreoretinopathy. Exp Eye Res, 2020, 192: 107941.

4. CHEN C, WANG Z, SUN L, et al. Next-Generation Sequencing in the Familial Exudative Vitreoretinopathy-Associated Rhegmatogenous Retinal Detachment. Invest Ophthalmol Vis Sci, 2019, 60 (7): 2659-2666.

5. WANG Z, CHEN C, SUN L, et al. Symmetry of folds in FEVR: A genotype-phenotype correlation study. Exp Eye Res, 2019, 186: 107720.

6. CHEN C, LIU C, WANG Z, et al. Optical Coherence Tomography Angiography in Familial Exudative Vitreoretinopathy: Clinical Features and Phenotype-Genotype Correlation. Invest Ophthalmol Vis Sci, 2018, 59（15）: 5726-5734.

7. TANG M, SUN L, HU A, et al. Mutation Spectrum of the LRP5, NDP, and TSPAN12 Genes in Chinese Patients With Familial Exudative Vitreoretinopathy. Invest Ophthalmol Vis Sci, 2017, 58（13）: 5949-5957.

8. TANG M, DING X, LI J, et al. Novel mutations in FZD4 and phenotype-genotype correlation in Chinese patients with familial exudative vitreoretinopathy. Mol Vis, 2016, 22: 917-932.

9. YUAN M, DING X, YANG Y, et al. Clinical features of affected and undetached fellow eyes in patients with FEVR-associated rhegmatogenous retinal detachment. Retina, 2017, 37（3）: 585-591.

10. YUAN M, YANG Y, YAN H, et al. Increased posterior retinal vessels in mild asymptomatic familial exudative vitreoretinopathy eyes. Retina, 2016, 36（6）: 1209-1215.

11. YUAN M, YANG Y, YU S, et al. Posterior pole retinal abnormalities in mild asymptomatic FEVR. Invest Ophthalmol Vis Sci, 2014, 56（1）: 458-463.

12. 杨宇, 袁敏而, 李梓敬, 等. 家族性渗出性玻璃体视网膜病变相关性孔源性视网膜脱离的临床特征分析. 中华眼底病杂志, 2015, 31（3）: 260-262.

13. 杨宇, 袁敏而, 于珊珊, 等. 家族性渗出性玻璃体视网膜病变相关的孔源性视网膜脱离患者对侧眼临床特征. 中山大学学报（医学科学版）, 2015, 36（2）: 313-316.

本书要点

（1）FEVR 定义

家族性渗出性玻璃体视网膜病变（familial exudative vitreoretinopathy，FEVR）是一种由于基因突变造成的视网膜血管发育迟缓或停滞而导致的家族性、遗传性玻璃体视网膜疾病。"家族""渗出""玻璃体视网膜病变"，分别道出了该病的致病原因、主要临床表现和疾病发生部位等关键信息。

（2）FEVR 机制

目前已知 4 个主要 FEVR 致病基因（*FZD4*、*LRP5*、*TSPAN12* 和 *NDP*）仅可解释约 50% 的 FEVR 患者。还存在目前未被发现的 FEVR 新致病基因。

（3）FEVR 临床表现

FEVR 的临床表现多种多样，涉及了眼科多个亚专科范畴，从眼前段到眼后段，从眼内到眼外均可累及。无论从事眼科任何亚专科，FEVR 都有可能出现在诊治过的患者中。FEVR 轻者可终生无症状，重者出生时即可因发生视网膜全脱离而失明。临床表现多样，无特异性。仅有多观察、多思考，方不会漏诊。常见表现有：周边视网膜无毛细血管，无血管区与血管区交界处有新生血管，视网膜血管分支多、变直，血管末梢渗漏，纤维血管组织收缩。随着病情进展，出现视网膜内或视网膜下黄白色脂质渗出、视网膜前膜或黄斑异位、视网膜镰状皱襞形成，皱襞连至锯齿缘或晶状体赤道部，晚期出现牵拉性、渗出性甚至孔源性视网膜脱离。严重病例可并发白内障、角膜带状变性、急性闭角型青光眼、新生血管性青光眼、眼球萎缩等。

（4）FEVR 分期方法

目前最常用 FEVR 分期为 2014 年提出的新五期分期法，但仅适用于婴儿期 FEVR，对成年后方有临床表现的患者并不适用。2014 年分期方法如下。1 期：视网膜周边存在无血管区或伴有视网膜内的异常新生血管；1A：不伴视网膜渗出或渗漏；1B：伴有视网膜渗出或渗漏。2 期：视网膜周边无灌注区可见位于玻璃体视网膜交界面的视网膜新生血管；2A：不伴视网膜渗出或渗漏；2B：伴有视网膜渗出或渗漏。3 期：未累及黄斑的部分视网膜脱离；3A：不伴视网膜渗出或渗漏；3B：伴有视网膜渗出或渗漏。4 期：累及黄斑的部分视网膜脱离；4A：不伴视网膜渗出或渗漏；4B：伴有视网膜渗出或渗漏。5 期：全视网膜脱离；5A：开放型漏斗；5B：闭合型漏斗。

（5）FEVR 治疗原则

FEVR 临床表现多样，可表现为 ROP 样病变、视网膜皱襞，以及牵拉性、渗出性或孔源性脱离，根据不同的临床表现，需要给予不同的临床治疗方案。治疗目标始终为防止病变进一步的进展和防止并发症的发生，以免造成严重的视力威胁。

出版者后记
Postscript

　　科学技术文献出版社自1973年成立即开始出版医学图书，40余年来，医学图书的内容和出版形式都发生了很大变化，这些无一不与医学的发展和进步相关。《中国医学临床百家》从2016年策划至今，感谢600余位权威专家对每本书、每个细节的精雕细琢，现已出版作品近百种。2018年，丛书全面展开学科总主编制，由各个学科权威专家指导本学科相关出版工作，我们以饱满的热情迎来了《中国医学临床百家》丛书各个分卷的诞生，也期待着《中国医学临床百家》丛书的出版工作更加科学与规范。

　　近几年，中国的临床医学有了很大的发展，在国际医学领域也开始崭露头角。以北京天坛医院牵头的CHANCE研究成果改写美国脑血管病二级预防指南为标志，中国一批临床专家的科研成果正在走向世界。但是，这些权威临床专家的科研成果多数首先发表在国外期刊上，之后才在国内期刊、会议中展现。如果出版专著，又为多人合著，专家个人的观点和成果精华被稀释。为改变这种零落的展现方式，作为科技部主管的唯一一家出版机构，我们有责任为中国的临床医生提供一个系统展示临床研究成果的舞台。为此，我们策划出版了这套高端医学专著——《中国医学临床百家》丛书。

"百家"既指临床各学科的权威专家，也取百家争鸣之义。

丛书中每一本书阐述一种疾病的最新研究成果及专家观点，按年度持续出版，强调医学知识的权威性和时效性，以期细致、连续、全面展示我国临床医学的发展历程。与其他医学专著相比，本丛书具有出版周期短、持续性强、主题突出、内容精练、阅读体验佳等特点。在图书出版的同时，同步通过万方数据库等互联网平台进入全国的医院，让各级临床医师和医学科研人员通过数据库检索到专家观点，并能迅速在临床实践中得以应用。

在与作者沟通过程中，他们对丛书出版的高度认可给了我们坚定的信心。北京协和医院邱贵兴院士说"这个项目是出版界的创新……项目持续开展下去，对促进中国临床学科的发展能起到很大作用"。中国工程院院士孙颖浩表示"我鼓励我国的泌尿外科医生把自己的创新成果和宝贵的经验传播给国内同行，我期待本丛书的出版"；北京大学第一医院霍勇教授认为"百家丛书很有意义"。我们感谢这么多临床专家积极参与本丛书的写作，他们在深夜里的奋笔，感动着我们，鼓舞着我们，这是对本丛书的巨大支持，也是对我们出版工作的肯定，我们由衷地感谢作者的支持与付出！

在传统媒体与新兴媒体相融合的今天，打造好这套在互联网时代出版与传播的高端医学专著，为临床科研成果的快速转化服务，为中国临床医学的创新及临床医师诊疗水平的提升服务，我们一直在努力！

科学技术文献出版社